KB265977

고기능 자폐·ADHD 아이를 위한 플로어타임 가이드

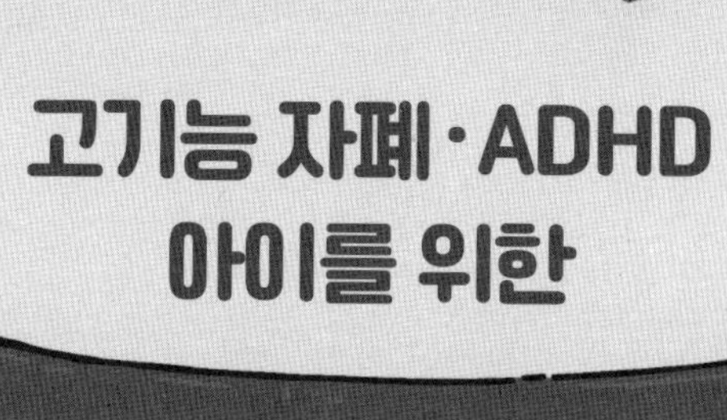

고기능 자폐·ADHD 아이를 위한

플로어타임 가이드

사회성과 관계 발달을 돕는 부모 실천 전략

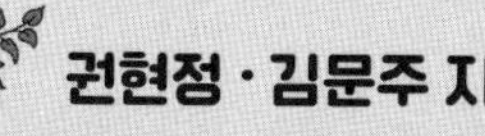

권현정 · 김문주 지음

한국플로어타임센터 소장 　 아이토마토한방병원 대표원장

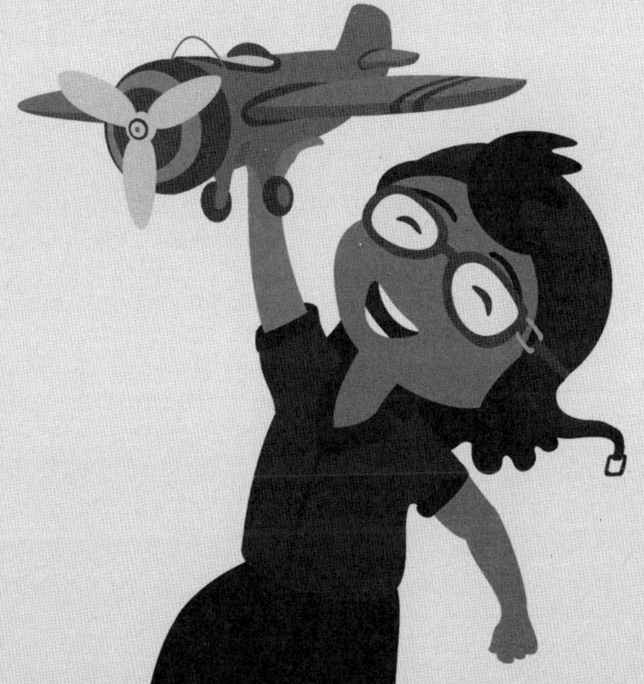

와이겔리

———
서문

6년 전, 나는 한국에 최초로 플로어타임을 소개하는 책을 내는 영예를 안았다. 책 제목은『자폐 아동을 위한 플로어타임 프로그램』으로, 지금까지 독자에게 많은 사랑을 받고 있다. 이 책은 중증 자폐인과 아동을 대상으로 쓰였으며, 그중에서도 발달단계가 낮은 아이를 이해시키는 데 많은 내용을 할애하였다.

이후 학령기 아동 중 학교에 적응하지 못하는 아이를 위한 '플로어타임 접근법'을 알려줄 책이 필요하다는 요청을 자주 받았다. 필요성은 이해했지만, 여러 사정으로 차일피일 미루다 이제야 책을 마무리하게 되었다. 이 책은 언어활동이 가능하고 학습능력이 있으나 사회성이 부족한 '고기능 아동'을 돕고자 쓰였다. 고기능 아동이란 지능이 높다는 의미가 아니다. 지적장애가 아니면서 언어능력이 있는 아동을 뜻한다. 따라서 주로 학령기 아동에게서 나타나는 문제를 이야기하며, 사회성 발달 수준도 저차원의 문제보다는 고차원의 문제를 주로 다루었다. 그러므로 이 책은 전작인『자폐 아동을 위한 플로어타임 프로그램』의 연속선상에 있다. 이 자체로도 완결성을 지니지만, 되도록 전작을 읽고 숙지한 뒤 이 책을 읽기를 권한다.

책을 쓰는 동안, 사회성 부족을 보이는 아동의 진단 병명을 무엇이라고 표현해야 할지 고민이 많았다. 사회성 부족을 나타내는 병명은 ADHD, 자폐스펙트럼장애, 아스퍼거증후군, 적대적 반항장애, 사회적 의사소통장애, 고기능 자폐스펙트럼장애 등 다양하다. 이런 진단 체계는 임상 현장에서 매우 혼용되어 사용되며 혼란을 일으키고 있다. 전작은 중증 자폐아를 주 대상으로 했기에 병명 진단에 혼란이 별로 없었다. 우리 사회에서 중증 자폐는 사회적으로 합의된 진단이 가능하기 때문이다. 그러나 고기능 아동의 사회성 부족에서는 큰 혼란이 존재한다. 동일한 아이를 놓고 의사마다 다른 진단을 내는 경우가 아주 흔하다. 심지어 같은 의사가 같은 아이를 두고 1년 전에는 '조용한 ADHD'라고 했다가 1년이 지난 뒤에는 아스퍼거증후군이라고 하는 경우도 있다.

그러므로 특정 병명에 국한하여 책을 읽어서는 안 된다. '사회성 부족한 아이' 모두가 플로어타임 접근법의 대상이 된다고 이해하기를 바란다. 이 책은 이들 모두를 대상으로 한다. 제목에서는 아스퍼거와 ADHD를 대표적인 병명으로 삼았지만, 책의 대상은 이들만이 아니다. 사회성이 부족한 아동이라면 원인과 상관없이 이 책의 조언이 도움이 될 것이다.

특정 병명으로만 표기하면 플로어타임의 대상이 지나치게 협소해지고, 부모 독자가 자기 아이는 해당이 없다고 오해할 수 있다. 이를 방지하기 위해 본문에서는 되도록 구체적인 병명의 언급을 피했다. 병명보다는 현상을 통칭하는 용어로서 '사회성 부족 아동' 또는 '자폐 성향 아동'이라는 말을 주로 사용하였다. 그러나 플로어타임 이론을 전문적으로 다룬 3장과 4장에서는 '미국 플로어타임 협회(ICDL)'가 공식적으로 사용하는 '고기능 자폐스펙트럼장애'라는 용어를 썼다. 사회성이 부족한 아이를 표현하는 다양한 용어로 이해해 주길 바란다.

　　이 책은 총 5장으로 구성되어 있다. 3, 4, 5장이 플로어타임의 이론과 실제를 다룬 부분이다. 미국 플로어타임 협회가 제공하는 이론에 철저히 기반하여 작성하였으므로, 플로어타임에 전문성을 키우고 싶은 독자라면 이 세 장을 중심으로 숙독하기를 권한다. 2장과 6장은 실제 임상 현장에서 부모들이 무수히 토로하는 어려움을 해결하는 데 도움을 주고자 작성하였다. 2장은 아이들의 특성을 이해하는 데 도움을 줄 것이며, 6장은 실질적인 문제해결에 관한 조언을 제공한다. 이 두 장 역시 플로어타임의 정신과 원칙을 반영하여 작성하였다. 모든 문제는 하나로 연결되어 있으므로, 자기 아이와 직접 관련이 없는 문제라 하더라도 모두 숙독하기를 권한다. 아이를 실질적으로 돕기 위해서는 결국 부모가 전문가에 가까운 이해와 해법을 갖추는 것이 무엇보다 중요하기 때문이다.

차례

6장 | 빈번한 문제행동을 극복하는 현명한 대처법

1장

사회적 고립과 좌절에 탈출구가 없는 아이들

사회성 부족으로 고통받는 아이들

사회성이 부족한 아동과 처음 대면할 때면, 꼭 물어보는 질문이 있다.

"집에서 노는 게 재밌니? 학교에서 노는 게 더 재밌니?" 그러면 아이들 대부분은 집에서 노는 게 재밌다고 말한다. 연이어 질문을 이어가 본다. "집에서는 뭐 하고 놀아?"

그러면 대부분 아이는 게임이나 블록 놀이를 하며 혼자 논다고 답한다. 한국의 현실에서 대부분 아이는 형제가 없는 외동이다. 한창 또래와 어울려 놀아야 할 나이에 혼자 노는 것이 더 즐거울 리 없다. 이런 아이들은 이미 학교에서 친구들과 어울려 노는 데 실패한 것이다.

간혹 학교에서 노는 게 좋다고 답하는 아이도 있다. 그런 경우 "뭐

　고기능 자폐·ADHD 아이를 위한 플로어타임 가이드

하고 놀아?", "누구하고 놀아?"라고 구체적인 질문을 던지면, 제대로 답을 하지 못한다. 친구들하고 노는 것이 더 좋다는 것을 알고 학교라고 답은 하지만, 실제로는 아이들과 어울려 놀지 못하고 고립된 것이다. 그리고 이런 아이들은 친구들과 어울릴 수 없는 현실에 좌절하는 것이다.

정말로 많은 아이가 학교에서 친구들과 어울리지 못하고 고립되고 있다. 과거에는 '왕따'라고 불리며 공공연하게 학교폭력의 대상이 되기도 하였다. 최근에는 학교폭력을 제한하자 조금 순화된 형태로 아이를 고립시키는 은근한 따돌림이라는 의미의 '은따'가 늘고 있다. 물리적 폭력만 사라졌을 뿐 아이를 무시하는 말투와 행동이 친구들로부터 집중되는 것은 동일하다. 학교 공간에서 이런 고립과 좌절이 지속된다면 견뎌낼 수 있는 아이는 거의 없다. 학교는 이제 아이에게 친구를 만나는 공간이 아니라 불안과 두려움, 우울감과 절망의 공포를 주는 공간으로 변질된다. 심한 경우 학교 가기를 포기하는 일도 흔하다.

사회성이 부족한 아이들은 영유아기부터 평범하지 않은 이상징후를 나타낸다. 부모에게 애착을 강하게 보이지 않고 혼자서도 잘 논다. 그래서 부모가 없을 때 애타게 부모를 찾는 경향이 약하게 나타나기도 한다. 사람들과 노는 데 관심을 보이기보다 자동차나 기계 등의 작동에 관심을 강하게 보이는 경우도 흔하다. 때로는 책을 보는 데 빠져서 사람과 상호작용이 적어지는 아이도 있다. 이렇게 영유아 시기에 그저 온순한 아이나 머리 좋고 순한 아이로 평가되면, 부모는 조기에 개입할 시기를 놓치게 된다.

그러다 유치원이나 학교에 입학하게 되면서 현실적인 문제를 느끼기 시작한다. 아이들과 어울리지 못하고 혼자 노는 경향이 나타나기 때문이다. 때로는 규칙이나 수업을 방해하는 돌발 행동을 나타내 문제가 된다. 친구와 놀려고 시도해도 적절하지 못한 방법을 사용하니 친구와 갈등을 표출하여 문제가 되기도 한다. 이 시기도 아이가 경증이고 인지기능이 좋다면 부모의 개입과 교육을 통하여 행동 개선이 가능하다. 부모는 아이에게 어떻게 행동하라고 구체적인 지시를 내리고, 아이는 이를 실행하면서 문제행동이 소거될 수 있기 때문이다. 그러나 이 과정은 문제해결 과정이 아니라 문제 은폐 과정이다. 아이가 사회성 발달을 정상적으로 이룰 수 있는 능력의 개선은 일과적 훈육으로 해결되지 않는다.

문제는 아이가 성장하고 고학년으로 올라가며 본격화된다. 초등학교 2학년 정도까지는 아이들이 집단으로 무리를 형성하지 못하기에 교우 관계의 대부분은 일대일 관계이다. 이때 발생하는 문제 역시 단순하기에 부모의 개입과 지시로 교정할 수 있다. 그러나 초등학교 3학년이 넘어가면 아이들의 사회적 놀이는 집단을 형성하며 집단을 통하여 발전해 간다. 이때 친구 관계는 일대일 관계만으로는 해결이 안 되고 다수의 관계에 대응해야 하는 복잡한 성격을 띠기 시작한다. 이 시기 부모는 아이가 어떤 방식으로 문제를 일으키는지 이해하기 어렵다. 그리고 이 문제를 단순한 행동 교정으로 해결하는 것 역시 불가능해진다. 이 시기에 주로 왕따, 은따 문제가 발생하기 시작한다.

청소년기로 진입하는 과정을 통하여 문제는 더 악화한다. 또래와의 정신적 연령 차이가 더 확연해지기 시작하며, 또래 아이들과 관심사와 고민에서 근본적인 수준 차이가 발생한다. 또래 친구들은 아이를 본격적으로 무시하며, 동료 집단에서 완전히 배제된 존재로 여기는 경우도 흔하다. 또 다른 측면에서 사회성 부족은 연령에 맞는 대화 기술의 부족을 동반한다. 학교에서는 토론 수업이나 팀으로 이루어지는 수행평가 등 집단적인 협력을 통하여 이루어지는 활동이 증가한다. 이때 아이는 대화 능력의 부족으로 협력적인 활동 자체가 불가능하기에 동료 아이들로부터 배척당하는 경우까지 발생한다. 이쯤 되면 아이는 학교를 공포의 대상으로 여기며 친구들과 같이 있는 것 자체에서 불안이 극화되고 심한 좌절감을 겪을 수밖에 없다.

운 좋게 청소년기를 잘 넘어갔더라도 청년기에 들어서 문제가 폭발하는 경우도 있다. 중고등학교는 같은 반 인원이 이동 없이 교실에 밀집되어 있기에 사회성이 조금 부족한 아이라도 친구와 상호작용을 할 기회를 얻게 된다. 조금 미숙해도 한 아이와 반복하여 이야기하다 보면 익숙한 대응 방법을 찾아서 교우 관계를 유지할 가능성이 높다. 그러나 대학생이 되면 수업을 스스로 선택해야 하며 공간을 이동하여 수업을 지속하기에 교우 관계를 형성하려면 능동적이며 능숙한 사회적 행동이 요구된다. 그러나 이를 수행하지 못하다 보니 완전히 고립된 대학 생활을 하는 경우가 발생한다. 마음 통하는 친구들끼리 이미 공고해진 사회적 네트워크에 미숙한 사회성을 가진 아이가 들어가기는 거의 불가능하다. 청년기의 고립과 좌절은 사회적 고립을 넘어서 사회인으로서 적절한 수행 능력을 습득하는 것조차 실패하게 만든다.

청년기에 사회성 부족을 호소하면, 아르바이트에서 며칠 못 가고 잘리는 일도 흔하다. 서비스업에서 아르바이트하는 경우 고객 응대 과정에서 의사소통이 불안정하여 마찰이 발생하는 일이 잦다. 즉 고객이 말하는 이면의 의미를 잘 이해하지 못하고 실수를 반복하는 것이다. 서비스업이 아니라 팀으로 이루어지는 업무를 수행할 때도 역시 문제가 발생한다. 팀장이나 상사가 지시하는 업무 내용 이해하는 데 어려움을 보이기 때문이다. 지시를 엉뚱하게 해석하거나 엉뚱한 결과를 만들기도 한다. 직장 동료들 사이에 이루어지는 업무 토론이나 결정의 맥락을 제대로 좇아가지 못하니 결국 해고를 당하게 된다.

어릴 적부터 나타나는 사회성 부족의 문제는 단순히 사교성의 문제가 아니다. 아동이 성숙한 성인으로 성장해 가는 데 큰 어려움이 나타날 것을 예고하는 경고음이다. 이는 자기 힘으로 성숙한 사회인으로 생존하며 발전할 가능성이 차단당할 위험에 놓여 있음을 의미하는 아주 위험한 사인이다.

혼란스러운 병명과 진단으로

사회적 고립 악화

사회성 부족을 대표하는 병명은 현재 '자폐스펙트럼장애(ASD)'이
다. 그중 상호작용 자체가 심각하게 부족한 중증의 경우는 발견과 진단
이 그래도 신속하게 이루어진다. 특히 장애 진단을 받으면 어려서부터
언어치료나 놀이치료, 감각통합 등 여러 치료를 받을 수 있도록 부족하
나마 사회적 지원이 제공된다. 그 치료가 실제로 얼마나 효율적인지는
차치하고, 적어도 진단과 교육적 개입이 사회적으로 활발하게 이루어진
다는 의미가 있다.

그러나 경증으로 사회성이 부족한 경우는 실질적인 대책과 지원이
전무하다. 경증은 장애 진단을 받는 경우가 거의 없다. 그러므로 사회적
지원을 받을 방법도 없다. 더욱 심각한 것은 경증으로 사회성 부족을 나
타내는 아동과 청소년을 개선할 실질적인 접근법이 없다는 점이다. 사
회적 좌절이 심한 아이들을 상대로 부분적으로 놀이치료나 상담치료가

진행되는 정도이다. 이런 경우도 과거의 트라우마에서 오는 우울감이나 불안을 완화하는 수준의 효과를 가질 뿐 사회성 개선의 효과는 미미하다. 앞으로 이 책에서 다룰 플로어타임 접근법은 경계에서 소외된 아이들의 사회성 개선을 유도하는 데 기여할 것으로 기대된다.

경중의 사회성 부족으로 고립된 아이들을 대책 없이 방치하게 하는 중요 요인 중 하나는 진단 체계의 혼란이다. 사회성 부족으로 고통받는 아동, 청소년이 정신과에서 진단받는 병명은 부지기수이다. 가장 흔하게는 ADHD부터 시작하여 아스퍼거증후군, 고기능 자폐스펙트럼, 사회적 의사소통장애, 소아우울증, 선택적 함구증, 적대적 반항장애, 미디어증후군, 경계선 지적장애 등의 병명으로 진단을 받는다. 이는 경중의 사회성 부족을 의학적으로 진단하여 분류하는 데 현대의학은 사실상 실패하고 있다는 것을 의미한다.

동일한 대학병원에서 한 교수는 자폐스펙트럼장애로 진단하는데 옆 진료실의 교수는 미디어증후군이라 진단한다. 미디어를 통하여 유명해진 소아정신과 의사가 소아우울증이라고 진단한 아동이 몇 년 뒤 자폐스펙트럼장애로 진단되기도 한다. 여기에는 국가별 진단 경향의 차이도 존재하는 것으로 보인다. 나는 한국에서 '조용한 ADHD'로 진단된 아이들이 미국에서는 고기능 자폐스펙트럼으로 진단되는 경우를 수없이 경험하였다. 같은 의사가 동일한 아동을 두고 조용한 ADHD라 진단했다가 1년이 지나고 나서 아스퍼거증후군으로 병명을 바꾸어 진단하는 경우도 흔하다.

특히나 사회성이 부족한 아이들이 ADHD나 소아우울증으로 진단받는 경우는 심각한 오해를 만들어낸다. 부모들은 자폐스펙트럼장애나 아스퍼거증후군, 사회적 의사소통장애라는 병명으로 진단되는 것을 두려워한다. 이는 치료가 안 되는 천형이라 여기기 때문이다. 그러므로 의사들로부터 ADHD나 우울증이라는 진단명을 받는 순간 안심을 하게 된다. 정신과 의사가 처방하는 약을 먹으면 치료가 될 것이라 믿기 때문이다. 그러나 어릴 적부터 존재하던 사회성 부족 현상은 ADHD나 우울증 진단으로 대체될 수 있는 영역이 아니다. 약을 먹으며 주의력 부족과 우울증이 개선돼도 고질적인 사회성 부족은 해결되지 못하는 경우가 흔하다. 이런 경우는 병명에 안주하지 말고 사회성 개선을 위한 전격적인 노력이 필요하다.

아이의 병명을 두고 혼란을 겪는 부모에게 나는 두 가지를 조언한다. 첫 번째 조언은 다음과 같은 질문으로 시작한다. "사회성과 집중력, 이 두 가지 중 무엇이 중요하다고 생각하세요?" 그러면 대부분 사회성이라고 답한다. 당연한 일이다. 사회성 부족은 미래 생존이 관련된 문제이고, 집중력 부족은 기능 저하의 문제이기에 효율성의 영역일 뿐이다. 사회성 부족과 ADHD 현상이 공존한다면 당연히 사회성 부족을 주로 다루고 ADHD는 보조적인 문제로 다루어야 한다. 우울증과 사회성 부족의 공존 현상도 같은 방식으로 다루어야 한다. 필요에 따라서 ADHD 치료나 우울증 치료를 진행한다고 해도 사회성 부족 현상은 독립적으로 다루어야 한다는 점을 명심해야 한다.

그리고 두 번째 조언을 위하여 연속된 질문을 던진다. 사회성이 부족한 아이들의 정신연령은 또래보다 어린 경향이 뚜렷하다. 그 문제를 주제로 질문한다. "아이의 정신연령이 몇 살쯤 된다고 생각하세요? 학습역량이나 인지능력 말고 정신연령이요. 생물학적 나이보다 몇 살이나 뒤처진다고 생각하세요?” 이렇게 질문하면 부모들은 대부분 직관적이지만 상당히 객관적으로 아이의 정신연령이 얼마나 어린지를 추산한다. 대부분 자신의 생물학적 나이에 비하여 2~3년은 어리게 나타난다. 적을 때는 1년 정도이며, 많을 때는 대학생 나이에 중학교 1학년 수준으로 7~8년의 차이가 나타나는 경우도 보았다.

부모의 답을 듣고, 나는 다음과 같은 설명을 이어간다. “아이가 또래보다 정신연령이 어리다는 것은 자력으로 사회성을 발달시켜 갈 능력이 손상되어 있다는 것을 의미합니다. 아이가 10살인데 정신연령이 8살 정도라는 것은 일반 아동과 비교하면 사회성을 습득하는 능력이 80%밖에 안 된다는 것입니다. 별다른 조치 없이 방치한다면 이 격차는 점차 커질 겁니다. 20살이 되면 4~5년의 격차가 나 있겠지요. 이런 아이의 병명을 의사들이 달리 말하며 생기는 혼란은 신경 쓰지 마세요. 아이의 병명을 정확히 찾고 분류하는 것은 과학자나 의사의 몫입니다. 우리가 명심해야 하는 것은 아이는 자기 힘만으로는 사회성 발달을 정상적으로 이룰 수 없다는 사실 자체입니다. 그리고 이 아이들은 부모에게 도움을 요청하고 있다는 사실 자체를 명심해야 합니다. 우리는 아이를 도와줄 실질적인 길을 찾아내야 합니다.”

더 나은 사회성 발달이
가능한 아이들

아스퍼거증후군이나 사회성이 부족한 '조용한 ADHD'로 진단된 사람 중 사회적으로 큰 성공을 거둔 사람이 많다. 나는 아스퍼거증후군으로 진단되고도 수백 명의 직원을 거느린 청년 CEO로 활동 중인 사람들을 여러 차례 만난 경험이 있다. 이들의 생생한 사례를 소개하면 도움이 되겠지만, 개인정보인지라 구체적 인물을 다룰 수는 없다. 대신에 이미 공개된 유명인들의 사례를 살펴보자.

가장 대표적인 인물로는 미국의 일론 머스크가 있다. 일론 머스크는 미국의 유명 TV쇼 〈SNL〉에 나와서 다음과 같이 말했다. "역대 〈SNL〉 진행자 중에서 제가 처음으로 아스퍼거증후군을 앓고 있는 사람입니다. 제가 가끔 SNS에 이상한 글을 올리는 걸 알고 있어요. 하지만 그게 제 의식의 흐름입니다." 결국 SNS에 생뚱맞은 글을 올려 사람들을 당혹스럽게 만드는 것은 자기가 아스퍼거증후군을 가졌기 때문이라고 해명한 것이다.

실제로 일론 머스크는 남아프리카 공화국에서 살았던 초등학생, 중학생 시절에 친구들로부터 심하게 왕따를 당하고 좌절을 경험했다고 한다. 그의 아스퍼거 기질은 뛰어난 엔지니어였으며 사업가였던 그의 아버지로부터 온 것으로 보인다. 일론 머스크의 아버지 역시 아스퍼거 기질이 농후하여 세계 최고 갑부로 성공한 아들을 두고 멍청한 놈이라 비난하는 언론 인터뷰도 서슴지 않았다. 이들 부자는 극도로 악화된 관계였기에 일론 머스크는 학교와 가정 내 좌절을 피해 캐나다로 이주하였다고 한다.

페이스북의 창립자 마크 저커버그도 자신이 사회성이 부족한 질병 상태에 있는 사람이라 고백한 적이 있다. 마이크로소프트의 창업자인 빌 게이츠 역시 아스퍼거 또는 ADHD일 것이라 추정되고 있다. 3살까지 말을 못 하고 사회성이 부족했지만, 인류 역사상 최고의 과학자로 성공한 아인슈타인 역시 고기능 아스퍼거증후군인 것이 분명해 보인다. 아인슈타인은 단지 과학자로서만 성공한 것이 아니라 철학적으로도 인류를 성찰할 수 있게 만드는 높은 정신력의 소유자로 존경을 받았다. 그 외에도 아스퍼거증후군 또는 ADHD로 추정되는 많은 사람이 인류사에 큰 발자취를 남길 정도의 성공을 거두었으며, 이들은 자기 방식으로 사회적 교류를 왕성하게 즐기며 살아갔다.

내가 이야기하고 싶은 것은 아스퍼거나 ADHD가 있는 이들의 성공 가능성이 아니다. 이들의 성공은 혼자 만들어진 것이 아니다. 사회적 활동의 결과로 만들어진 것이다. 창업하고 성공하는 과정에서 무수한 사람들과 협력하고 토론하며 사회적 활동을 훌륭히 해냈기에 이룰 수 있었던 성공이다. 즉 이들의 성공의 이면에는 모두 사회적 활동의 성공이 있다는 것이다. 그렇다면 우리는 다음과 같은 결론에 도달하게 된다. 고기능 자폐스펙트럼장애나 아스퍼거증후군, 그리고 ADHD에서 사회성 부족은 피할 수 없는 천형이 아니라는 사실이다. 이들도 적절한 과정을 거치면 성공적인 사회활동을 이룰 수 있다는 것이다. 이제 그 비밀을 탐색해 보자.

그 비밀을 이해하기 위해서는 먼저 마스킹(masking) 현상을 이해해야 한다. 마스킹이란 다른 사람들의 행동 방식 중 긍정적인 것을 채택하여 그 행동을 유사하게 흉내 내는 방식으로 자신의 행동 방식을 바꾸는 것이다. 예를 들어 사회성이 부족한 사람은 시선 처리 능력이 떨어져서 눈맞춤이 약한 경우가 많은데, 억지로 사람들이 눈을 보며 이야기하는 것을 보고 자신도 억지로 눈맞춤을 유지하며 대화하는 것이다. 또 다른 예로 사회성이 부족한 사람은 피부가 민감하여 헐렁한 옷만 입는 경향이 있는데 여성에게 인기 있는 사람들이 몸에 달라붙는 옷을 입는 것을 보고는 피부의 민감성이 만드는 촉감의 불편함을 참으면서 스타일 있게 옷을 입는 현상도 있다.

나는 이렇게 마스킹을 통하여 전문가도 알아채기 힘들 정도로 자신의 행동을 교정하여 안정적인 사회생활을 하는 이를 여럿 접했다. 아스퍼거증후군인데 대기업에서 영업사원으로서 안정적인 직장생활을 하는 30대 남성을 만난 적이 있다. 그는 눈을 쳐다보기 힘들어 눈썹을 쳐다보면서 사람과 대화한다고 고백했다. 그리고 자기가 어떤 말을 하면 어떤 대답이 나올 것이라고 예상하며 대화하는데, 그 과정이 매우 성공적으로 이루어져 직장생활은 무난하다고 했다. 또 다른 남성은 50세에 성공한 벤처 사업가였는데, 그는 대화 중 눈맞춤을 길게 유지하지 못하여 아스퍼거적 특징이 있다는 것을 금방 알아챌 수 있었다. 그는 자기가 성공한 사업가가 될 수 있었던 원동력으로 마스킹 능력을 뽑았다. 눈치가 없기에 사람들의 행동을 금방 알아채지는 못하지만, 어떤 상황에서는 사람들이 어떤 식으로 행동한다는 것을 암기하듯 습득하여 거기에 맞춰서 이야기하고 행동한다고 했다. 그래서 적지 않은 직원들과 마찰 없이 회사를 이끌 수 있다고 말하며, 그 과정이 쉽지는 않았다고 고백했다.

완벽한 마스킹으로 사회활동에 성공했다면, 우리는 이를 병적 현상으로 생각할 필요가 없다. 마스킹은 아스퍼거인, ADHD인의 부족한 사회성을 극복하는 한 방법이다. 완전한 사회활동을 가능하게 하는 마스킹에는 두 가지 조건이 필요하다. 첫 번째는 높은 지능 수준이다. 마스킹은 타인의 행동 양식을 분석하고 머리로 이해하여 흉내 내는 과정이 반복되어야 하기에 평균적인 지능 수준이 전제되어야 한다. 앞서 나열한 영재들같이 높은 수준의 지능은 아니어도 된다. 자유롭게 언어를 사용하고 대화가 가능한 수준이라면 이미 이런 지능 수준에 도달했다고 봐도 무방하다. 언어를 이용한 대화도 결국 인간의 복잡한 행동 중 하나이기 때문이다. 그러므로 대화가 가능한 평균적 지능의 소유자는 누구든 부족한 사회성을 극복할 수 있는 길이 있다고 생각해야 한다.

두 번째 조건은 앞선 사례에도 나왔지만, 대단히 높은 수준에서 인간의 행동을 분석하고 이해하여 스스로 행동을 교정할 수 있는 정도의 마스킹 능력에 도달해야 한다. 스스로 행동을 평가하고 수정한다는 것은 '자기성찰적 사고능력'을 획득했다는 것을 의미한다. 이런 '자기성찰적 사고능력'은 타인의 행동 방식을 분석하고, '타인의 입장에서 생각하는 능력'이 전제되어야 한다. 그래야 문제가 있는 생각과 문제행동을 스스로 짚어내는 '자기성찰적 사고 과정'을 거쳐 이를 변경하고 수정하는 높은 수준의 마스킹에 도달할 수 있다.

현재 사회성이 부족한 아동의 행동을 교정하는 과정은 부모나 선생이 행동을 이렇게 저렇게 바꾸라고 지시하는 데서 시작된다. 아동은 별 문제의식 없이 부모가 시키는 대로 피동적이고 수동적인 마스킹을 하는 것이다. 이런 지시 수행 방식으로는 어릴 적 간단한 행동수정은 가능하지만, 높은 수준의 마스킹은 절대로 불가능하다. 높은 수준의 마스킹을 하려면 능동적이며 지속적인 마스킹 능력을 형성해야 하는데 결국 이는 앞서 말한 두 가지 능력을 갖추게 하는 과제로 귀결된다. 첫 번째는 '타인의 입장에서 생각하는 능력'을 갖추는 것이고, 두 번째는 '자기성찰적 사고능력'을 갖추도록 돕는 것이다. 부모와 선생은 어떻게 하면 아이가 이 능력을 갖추어 스스로 사회성을 높일 수 있을지 고민해야 한다. 이 주제를 전면적으로 다루는 접근법은 플로어타임이 유일하다. 닥터 그린스판은 플로어타임 이론을 정립하면서 '사회성 및 정서 발달의 사다리'를 밝혀놓았다. 즉 어떤 과정과 단계를 거치어 두 가지 높은 의식에 도달할 수 있는지를 제시하였다. 이것이 고기능 아동을 상대로 한 플로어타임 접근법이 될 것이다. 그리고 이 내용은 이 책의 본론에 해당하는 3장과 4장에 충실하게 소개되어 있다.

부모의 태도 변화

사회성이 부족한 아동을 변화시키기 위해서 고민을 시작할 때면 대부분 먼저 아이의 문제점부터 생각한다. 그리고 어떤 방향으로 변화시킬지를 의논한다. 그러나 이는 대단히 잘못된 출발이다. 단언컨대 가장 먼저 해야 할 것은 부모의 태도 변화이다. 사회성 부족 아동의 문제를 생각할 때 가장 먼저 고려해야 하는 것은 아동이 겪고 있는 좌절감과 불안감이다. 부모가 아이의 사회성 부족을 느낀다는 것은 이미 아동이 학교에서 문제를 일으키고 있음을 의미한다. 사회성이 부족한 아동은 자신의 감정을 표현하고 설명하는 데도 미숙하다. 부모에게 표현을 안 해도 내면에는 이미 교우 관계의 실패에서 오는 고독감과 좌절감, 불안감이 상존한다고 생각해야 한다. 부모는 아이의 좌절감과 불안감을 위로하고 감싸며 이해하는 태도를 견지해야 한다. 조금이라도 아이의 좌절을 악화시키는 말과 행동을 한다면 부모에게도 마음의 문을 닫게 된다. 그러면 우리는 아이를 도와줄 수 있는 효과적 방법을 적용할 기회조차 얻지 못할 것이다.

　나는 수없이 많은 고기능 자폐인과 아스퍼거인을 만났지만, 왕따를 경험하고도 마음에 상처가 없는 경우는 단 한 번밖에 보지 못했다. 너무 신선한 자극이었기에 부모들에게 모범이 될 수 있도록 여기서 소개하고자 한다.

　그녀는 30대 초반이고, 상당한 유명세가 있는 셀럽이며, 100여 명이 넘는 직원이 있는 사업체를 운영하는 대표이사였다. 그녀는 자신은 평생을 왕따로 살아왔으며, 친구 한 명이 없는 학창 생활을 하였다고 했다. 그런데 그것을 문제라고 생각한 적이 없으며, 전혀 마음의 상처 없이 학교생활을 했다고 한다. 이유는 매우 단순했다. 최초의 왕따 사건이 생긴 날, 부모님에게 그 이야기를 하니 부모님은 아주 간단한 해법을 내놓았다고 한다.

　“우리끼리 네 친구들 왕따시키고, 우리끼리 신나게 놀면 되지!”

　그 이후 자신은 엄마 아빠와 놀기에 너무 바빠서 친구가 있건 말건 별 신경도 안 쓰고 학창 생활을 지속했다고 한다. 그리고 사회생활을 하며 창업에 성공하였는데 이번에는 직원들과 갈등이 반복되었다. 처음에는 직원들 문제라고 여겼지만, 갈등의 양상이 유사한 것으로 보아 자신에게 문제가 있다는 것을 직감했다고 한다. 그리고 자신을 성찰하며 돌아보니 아스퍼거증후군이거나 ADHD임이 확실하여 치료법을 찾는 중이라고 했다.

너무도 현명한 부모이지 않은가? 보통은 문제가 뭔지 따지고 아이의 부족한 점을 수정하려 들었을 것이다. 그러나 부모는 아이의 욕구부터 이해했다. 아이는 친구들과 놀고 싶은 욕구가 강렬했지만, 왕따 사건에서 좌절을 경험하여 부모에게 이야기한 것이다. 부모는 아이의 욕구를 성취해 주기 위하여 딸의 친구 역할을 자처했다. 그리고 생활 패턴을 바꾸어 방과 후에는 딸과 노는 시간에 생활 전반을 투자했다. 부모의 생각과 생활을 전면적으로 변화시킨 것이다. 그리고 딸의 친구가 된 것이다. 그렇게 가정 내에서 이루어지는 다양한 놀이를 통하여 친구 없이 성장한 이 여성이 자기성찰적인 사고를 할 수 있는 수준까지 정서 발달과 사회성 발달 능력을 끌어올린 것이다. 그러니 그녀는 스스로 문제를 찾아 스스로 변화시키는 노력을 시작할 수 있었던 것이다. 그녀는 지금도 부모가 자신의 가장 친한 친구라고 표현하였다.

아이의 부족한 사회성을 높이는 데 가장 중요한 전환점이 바로 이것이다. 아이가 정서적으로 필요로 하는 것을 부모가 지지와 성원으로 제공하는 것이다. 부모가 진정한 친구로서 아이를 대하는 것이다. 그리고 아이와 왕성한 대화와 즐거운 놀이를 다양하게 지속하는 것이다. 그러려면 부모의 생각과 태도를 바꾸는 것이 우선이다. 그럴 수 있도록 부모의 생활 방식도 변경하는 것이 출발점이다.

흔히들 사회성을 발달시키려면 다양한 사회 경험을 시켜야 한다고 한다. 그래서 학교생활을 필수로 하고 다양한 예체능 활동과 종교 활동 등으로 확장하도록 요구한다. 그러나 이는 심각한 착각이다. 사회성이 만들어지는 일차 공간은 무엇보다 가정이다. 가정 내에서 가족들 간에 이루어지는 대화와 놀이 경험이 누적되어 외부 공간에서 능동적이며 응용성 있는 사회성이 발휘되는 것이다.

사회성 발달의 원리 이해

사회성이 부족한 아동을 도와줄 주체는 가족이며 부모라는 사실을 앞서 지적했다. 이제 이야기할 두 번째 조건은 '사회성 발달의 원리'를 부모가 합리적으로 이해하는 것이다. '사회성 발달의 원리'에서 가장 먼저 이해할 주제는 '발달의 사다리'이다.

신체 발달에서도 꼭 거쳐야 할 발달의 사다리가 있다. 예를 들면 네발로 기기를 해야 설 수가 있다. 설 수 있어야 걸을 수 있다. 걸어야만 뛸 수 있다. 이 과정은 매우 단계적으로 이루어지며 차례로 거쳐야 할 사다리로 건너뛸 수가 없다. 서지 못하는 사람이 걸을 수 없고 뛸 수 없음은 자명하다.

같은 방식으로 사회성 발달과 정신 발달에도 필연적으로 거쳐야만 하는 발달의 사다리가 있다. 생활 속에서 이를 설명하는 재미난 표현을 사례로 들어보자. 미운 3살, 때려죽이고 싶은 5살, 중2병이라는 말은 정신 발달, 사회성 발달의 사다리를 직관적으로 표현한 것이다. 부모가 해 주는 것에 순종적이던 아이가 자신의 요구를 관철하려고 주도성을 발휘 하며 떼를 쓰기 시작하는 3살과 주도적 주장이 강해지는 5살을 표현한 말이다. 그리고 사춘기의 반항적인 사고방식으로 가족 간 마찰이 격해 지는 시기를 중2병이라 표현하는 것이다.

놀랍게도 사회성이 부족한 아이들은 이런 발달의 사다리를 건너뛰 는 경우가 많다. 아이가 순하고 부모에게 순종적이어서 좋다는 이야기 를 듣는 경우가 대부분이다. 그리고 부모가 우리 애는 사춘기도 없었다 고 회고하는 일도 흔하다. 이는 발달의 사다리를 건너뛰며 나타나는 왜 곡 현상들이다. 미운 3살을 거치지 않고는 자기 주도적인 사회성 발달 을 거치기 힘들다. 약하게라도 중2병을 거치지 않는다면 정신연령이 어 린 나이에 머무는 경우를 보게 된다.

사회성 부족한 아이를 제대로 도와주려면 자신의 아이가 사회성 발달의 사다리에서 무엇이 부족하고 무엇이 결여되어 있는지를 정확히 파악해야 한다. 그래야만 부족한 내용을 정확하게 도와줄 수 있다. 플 로어타임을 창시한 닥터 그린스판은 사회성 발달과 정서 발달을 9단계 의 사다리로 정식화해 놓았다. 이 내용을 숙지한다면 자신의 아이에게 서 사회성 발달을 위해서 부족한 점이나 왜곡된 발달의 사다리를 제대 로 파악하고 도울 수 있을 것이다. 이 책 3장에서는 미국의 플로어타임 협회인 ICDL에서 제시하는 사회성 발달의 9단계를 상세히 설명하였으 니 도움이 될 것이다.

사회성 발달의 원리를 이해할 때 또 다른 중요한 점은 '경험을 통 한 사회성 발달'의 원리를 이해하는 것이다. 나는 부모들에게 이를 이해시키고자 할 때면 다음과 같은 이야기를 한다. "사회성 발달은 규칙을 암기하는 것으로 만들어지지 않습니다. 경험을 통하여 원리를 자각하며 만들어집니다." 흔히 부모는 아이의 사회성 부족으로 나타나는 문제행동을 교정할 때 올바른 행동을 훈육으로 암기시켜 수정하려고 한다. '어디서는 어떤 행동을 하면 안 돼.'라든가 '이럴 때는 이렇게 행동해야 해.'라든가 하는 식으로 규칙을 암기시키는 훈육으로 행동 교정을 시도한다. 그리고 아이의 문제행동이 적어지면 사회성 발달이 이루어지고 있다고 착각한다. 그러나 이런 식으로는 암기된 몇 가지 행동만 교정될 뿐이다. 상황이 바뀌면 같은 문제가 다시 발생한다.

앞서 살펴보았지만, 사회성이 부족한 사람이 성공적인 사회활동을 하려면 자기성찰적인 사고능력에 도달해야 한다. 자기성찰적인 사고는 직접 경험한 사건의 장단점을 자기 힘으로 성찰하고 돌이켜볼 때 형성된다. 부모가 해야 할 일은 이 성찰적인 사고 과정을 도와주는 것이다. 즉 부모는 아이가 스스로 생각할 계기를 제공하는 대화를 끌어내야 한다. 아동이 현실에서 겪은 것은 직접적인 경험이다. 이는 성공적 경험이건 실패한 경험이건 매우 훌륭한 자산이다. 이를 소재로 부모가 개방형 대화를 시도하고, 다른 결과를 만들 수 있는 다양한 경우의 수를 이야기해보는 것은 간접적인 경험이다. 이렇게 자신의 현실을 놓고 아동이 주도적으로 부모와 즐거운 대화를 주고받는 과정이 바로 플로어타임이다. 이 책 4장에는 아동에게 간접경험을 제공하는 대화법과 놀이의 방법이 아주 상세히 소개되어 있다.

2장

사회성 부족한 아이를 이해하기 위한 아주 특별한 신경학

—부모가 생각을 바꾸어야 아이가 성장한다

아빠들이여, 아들을 이해해야

아들을 바꿀 수 있다

사회성이 부족한 아이를 양육 중인 가정에는 아주 흔한 갈등 양상이 있다. 고지식하고 융통성 없는 아빠와 사회성 부족한 아들의 갈등이다.

"아이가 학교 가기 싫다고 한다고 그냥 두면 어떻게 합니까? 그래도 학교는 보내야지. 엄마가 아이를 감싸기만 하니 아이가 더 망가져요."

"아니! 학생이 아무리 일요일이라도 점심때까지 늦잠 자도록 내버려둬서야 하겠습니까? 아침 일찍 깨워서 할 일을 하게 해야지."

"아빠가 뭐라고 이야기를 하면 좀 말을 들어야지! 대답도 없고 슬슬 피하기나 해대니."

사회성이 부족한 아이를 기르는 부모들에게서 자주 듣는 한탄과 호소이다. 일반 가정과 달리 사회성 부족 아동을 양육 중인 가정에서는 아주 독특한 유형의 갈등이 존재한다. 가장 전형적인 것은 아빠와 아들 즉 부자간의 갈등이다. ADHD, 아스퍼거 모두 남성에게서 많이 관찰된다. 그렇기에 사회성 부족으로 어려움을 겪는 아이들의 80% 이상이 남자아이다. 사회성 부족 현상은 남성 유전자에서 주로 발현되기 때문이다.

그러므로 대부분은 아빠에게서 기질적인 성향이 유전되며, 아빠도 유사한 성향을 지니고 있다. 공감 능력이 약하고 눈치가 부족하다거나 사교성이 부족하다든지 하는 약점을 공유한 경우가 많다. 다만 아들보다 경증인 경우가 대부분이다. 현대사회로 발전해 오면서 사회성 부족 현상은 더 악화하는 경향을 보이기에 아빠 세대에서는 심각한 사회적 고립 현상은 매우 드물었다. 아빠 세대의 문제는 사회성 부족보다는 원칙과 사회적 규칙을 완고하게 고수하는 고지식한 성향으로 드러나는 경우가 많다. 이유는 간단하다. 공감 능력이나 사회성이 부족한 자신의 기질을 이해하고 이를 노력으로 극복하는 데 성공한 사람이 많기 때문이다.

완고하고 고지식한 아빠와 눈치 없고 어설픈 행동을 주로 하는 아들의 충돌은 아이에게 심각한 심리적 좌절과 상처를 만든다. 아빠에게는 학교에 적응은 잘 못하면서 문제를 극복하려는 노력도 하지 않는 아이가 아주 무능하거나 나태하게 느껴진다. 이를 수정하기 위하여 강한 훈육을 반복하다가 다정한 조언을 넘어서는 감정 실린 폭언으로 이어진다. 아이의 입장에서 아빠의 요구는 자신의 수행 능력으로는 실행할 엄두가 안 나는 것이 대부분이다. 그리고 아빠의 강한 훈육이 반복되면 아빠의 높아진 말투만 들어도 불안과 공포로 반응하게 된다. 이 과정이 서로 악순환을 만들다 보니 문제가 해결되는 것이 아니라 가정 내 불화로 심화하는 경우가 흔하다. 고지식한 부모와 어설픈 아이의 충돌은 아빠와 아들 사이에 가장 많지만, 때로는 엄마와 딸 사이에서 발생하기도 한다.

갈등의 악순환을 끊어 낼 유일한 방법은 부모가 아이의 문제를 이해하는 사고방식과 관점을 바꾸는 것뿐이다. 아이가 만들어내는 생활상의 여러 문제의 원인을 잘못된 성격이나 잘못된 생활 습관으로 생각해서는 안 된다. 성격이나 습관의 문제로 생각하면 부모는 이를 수정하기 위한 태도를 가지게 되고, 아이를 훈육의 대상으로만 여기게 된다. 아이들이 만들어내는 문제들은 실은 성격과 습관이 아니라 타고난 기질적 어려움에서 비롯하는 것이다. 즉 스스로 극복하기 어려운 기질적인 한계가 존재한다는 것을 이해하면, 부모는 아이를 훈육의 대상이 아니라 도와주어야 할 배려의 대상으로 여기게 된다.

시속 80㎞ 이상으로 달리지 못하는 경차가 있다고 가정해 보자. 고속도로에서 다른 차들은 모두 시속 100㎞ 달리고 있다면, 이 경차는 다른 차들의 운행에 방해가 될 것이다. 이때 경차를 운전하는 아들에게 빨리 속도를 올리라고 아빠가 아무리 다그쳐도 문제는 해결되지 않는다. 80㎞로 달리면서도 고속도로에서 사고 없이 목적지까지 도착할 수 있도록 도와주고 인내해 주는 것이 현명한 대처일 것이다. 이와 마찬가지 문제이다. 사회성이 부족한 아이들은 성격이 잘못되거나 생활 습관이 잘못 들어서 학교에서 고립된 것이 아니다. 대단히 독특한 기질적인 한계나 특성이 있기에 어설픈 행동 방식으로 이어지는 경우가 대부분이다. 이 아이들은 일반적인 아동에 비하여 중추신경계 발달에서 몇 가지 독특한 특성을 보인다. 그런 신경학적 특성에서 아이들의 행동이 불안정하게 나타나는 경우가 대부분이다. 사회성 부족한 아이들의 신경학적 특성이 현대과학의 연구 성과로 상당히 밝혀지고 알려졌다. 우리 아이들의 아주 독특한 신경학적 특성을 이해할 때 아이들을 제대로 도와줄 방법도 알게 될 것이다. 그래서 2장의 제목이 "사회성 부족한 아이를 이해하기 위한 아주 특별한 신경학"인 것이다.

**— 소심한 겁쟁이가 아니라
편도체가 비대해진 아이다**

사회성이 부족한 아이들은 대부분 겁이 많고 불안감이 높게 나타난다. 특히나 자폐 성향이 강한 아이들은 이런 불안과 두려움이 극히 높게 나타난다. 비정상적으로 높은 두려움은 일상생활에서 이해할 수 없는 이상행동과 문제행동을 만들어내고는 한다.

가장 흔하게 나타나는 행동은 어릴 적 병원에서 이루어지는 혈액검사나 주사 치료에 극심한 공포감을 보여 병원 진료를 어렵게 하는 것이다. 혈액검사를 한번 하려면 부모 둘은 물론 간호사 몇 명이 달라붙어 아이가 저항하지 못하게 팔다리를 눌러 제압해야 한다. 이런 현상은 어릴 적에만 나타나는 것이 아니다. 청소년기를 넘어 성인기에도 지속되는 경향이 있다. 나는 사회성이 부족한 고등학교 1학년 학생이 주사를 무서워하여 병원에서 몇 시간이나 이리 뛰고 저리 피하는 것도 보았다. 검사가 매우 단순하고 자신에게 큰 해가 되지 않는다는 것을 이성적으로는 이해하지만, 통제할 수 없는 두려움이 이성을 잃은 거부 행동을 만들어낸 것이다.

이런 두려움은 학교생활이나 가정생활에서 심한 오해를 만들어내기도 한다. 아이가 학교나 가정에서 어떤 문제행동을 하여 심하게 혼나는 상황에서 문제가 생기는 경우가 많다. 화난 부모나 선생이 큰소리로 나무라면서 질문을 한다.

"무슨 생각으로 그런 행동을 한 거야?" 아이는 답이 없다.

"넌 네 행동이 잘했다고 생각하니? 잘못했다고 생각하니?" 그래도 답이 없다.

"답을 해보라고 답을!" 이런 상태가 돼도 아이는 답을 안 한다.

이런 상황에서 부모나 선생은 아이가 잘못을 인정하지 않고 반항한다고 생각하여 더욱 화내고 혼내게 된다. 그러나 아이는 반항하는 게 아니다. 너무너무 무서워서 아무런 반응을 못 하는 감각 붕괴 현상에 도달해 있는 것이다. 인간이 너무 공포스러운 일을 겪게 되면 자기도 모르게 대소변을 지리는 경우가 있다. 비유하자면 아이는 바로 그런 상태에 가깝기에 아무런 반응을 못 하는 것이다.

사회성 부족으로 어려움을 겪는 아이들은 이미 학교에서 좌절을 경험했기에 친구들과의 접촉 자체를 두려워하는 경우가 많다. 이런 아이 중에는 등교는 하지만 학교에서 사라지는 경우가 종종 있다. 그때 찾아보면 결국은 화장실에 숨어 있는 아이를 보게 된다. 교실에 들어가는 게 무서워서, 아이들을 대하는 게 무서워서 몇 시간이고 화장실에서 숨어

지내는 것이다. 이런 상태가 더 심해지면 등교 자체를 거부하는 것이다. 이런 아이들은 학교 가는 게 무섭다고 고백하기도 한다.

이렇게 불안과 두려움이 커지면 일반 활동에 참여하기를 거부하게 된다. 예를 들어 잘 못하거나 싫어하는 학교 활동이 있고 그 활동의 실패가 만들어낼 상황이 두렵다면 아이는 선택적으로 특정 활동을 완전히 기피하기도 한다. 그리고 이런 양태가 심해지면 아직 해보지도 않은 새로운 시도 자체를 거부하는 행동으로 악화된다.

도대체 왜 이런 현상이 나타나는 것일까? 현대의학은 MRI 영상 연구를 통하여 이런 아동의 편도체가 비정상적으로 비대해져 있음을 확인하였다. 편도체(扁桃體, Amygdala)는 대뇌의 변연계(limbic system)에 있으며, 아몬드 모양을 하고 있다. 감정을 조절하고, 공포 및 불안에 관한 학습 및 기억에 매우 중요한 작용을 한다. 겁이 많고 소심한 사람은 다른 이들보다 편도체가 예민하고 비대해져 있다. 이 편도체를 제거하면 두려움을 잘 느끼지 못한다고 한다. 즉 전두엽이 어떤 일이 두려운 결과로 이어질 것을 예상하면, 편도체는 두려운 감정을 불러일으켜 극심하게 불안정한 신체 반응을 유도하는 것이다. 사회성이 부족한 아이들의 편도체가 비대해져 있다는 것은 두려움을 느낄 때 공포 감정 반응이 일반 아동과 비교하여 극도로 높음을 의미한다.

나는 이런 현상을 부모들에게 이해시키기 위하여 다음과 같은 비유를 들어 설명한다.

"당신의 팔에 상처가 나서 피부가 벗겨졌다고 합시다. 그러면 다른 사람이 살짝 손으로 터치만 해도 극도의 통증을 느낄 겁니다. 평

 고기능 자폐·ADHD 아이를 위한 플로어타임 가이드

범한 사람들에게는 매우 가벼운 터치지만 당신에게는 살을 찢는 것
같은 고통으로 느껴집니다. 아이가 공포와 두려움을 느끼는 뇌조
직이 그런 상태입니다. 10이라는 공포감으로 느껴야 정상인 외부
자극을 100이라는 공포와 두려움으로 느끼고, 전신을 통제할 수
없을 정도의 끔찍한 공포로 얼어붙어 반응을 못 하는 상태가 되는
겁니다."

우리가 사회 통념적으로 허용되는 훈육 방법으로 혼낸다고 해도
아이는 이에 공포로 반응한다. 아빠의 훈육이 아이에게는 불안으로 작
용한다. 그러니 훈육이 필요한 경우에도 사회 통념적인 방법보다 훨씬
다정하게 대해야 한다. 마치 어린아이를 다루듯이 달래며 다정하게 이야
기해야 훈육이 가지는 의미를 비로소 이성적으로 대할 수 있게 된다.

아이들의 울음소리와 부모의 조언에 신경질적으로 반응하는 이유

― 누군가 높은 소리로 반응하면 공포스러운 트라우마가 재현된다

사회성이 부족한 아이 중에는 특정 소리에 공포증을 느끼는 경우가 많다. 특히 아이들의 울음소리를 들으면 심하게 불안감을 느끼며 더 심하게 우는 어린아이가 많다. 제법 큰 학령기 아동은 어린아이의 울음소리를 들으면 심하게 공포감을 느끼며, 아이의 울음을 제지하기 위하여 폭언과 폭행을 가하는 경우도 흔하다. 이런 문제행동을 진정시키려는 어른들의 노력 대부분은 훈육적인 접근으로 나타난다. 폭언하는 아이에게 잘못을 지적하며 진정시키려 노력하지만, 대부분 아무런 효과를 발휘하지 못한다. 불안감을 유발하는 소리로부터 멀어지는 회피 전략만이 유일하게 진정 효과를 보인다. 소리에 대한 공포 반응은 이성적인 조언으로 교정될 사안이 아니다. 이런 현상은 거의 공포 발작이라는 용어가 어울릴 정도의 반응이기 때문이다.

이렇게 발작적인 소리공포증이 만들어지는 이유는 무엇일까? 그

　　고기능 자폐·ADHD 아이를 위한 플로어타임 가이드

이유를 합리적으로 이해해야 사회성이 부족한 아이를 제대로 도와줄 수 있다. 먼저 이해해야 하는 점은 청각의 반응이 인간에게 공포감을 유발하는 주된 감각이라는 사실이다. 인간의 공포감은 시각과 청각의 결합으로 만들어진다. 그중에 가장 주된 것은 청각이다. 예를 들어보자. 공포영화를 보면 무서운 장면에 두려움을 유발하는 효과음을 결합하여 관객에게 공포감을 유발한다. 공포영화를 볼 때 소리 없이 본다면 대부분 공포 감정을 일으키지 못하고 매우 싱거운 느낌이 들 것이다. 반면 특정 소리의 조합은 청각 반응만으로도 공포 감정을 만들어낼 수 있다.

두 번째로 이해할 점은 사회성이 부족한 아이 대부분은 청각적 민감성이 매우 높다는 것이다. 아주 작은 소리에도 민감하며 멀리서 들리는 소리도 알아듣는 등 청각적으로 매우 예민하다. 그러므로 일상적으로 들을 수 있는 소리보다 크고 높은 소리에 심하게 공포심을 느끼는 것이다. 예를 들자면 청소기 소리, 드라이기 소리, 전기밥솥의 추가 돌아가는 소리 등에 심한 공포 반응을 보인다. 귀 바로 옆에서 폭탄 터지는 소리나 초음속비행기 소리가 들린다고 가정해 보자. 대개는 깜짝 놀라며 두려움을 느낄 것이다. 청각적 민감성이 높은 아이에게는 청소기 소리가 폭탄 터지는 소리처럼 들리는 것이다. 공포를 넘어서 심한 괴로움을 느낄 정도의 소리 경험을 하는 것이다. 게다가 이런 아이들은 공포를 조절하는 뇌조직인 편도체가 정도 이상으로 비대해져 있다는 것을 앞에서 이야기했다. 결국 너무도 예민한 청각과 편도체를 가진 아이들은 일상적으로 소리공포증을 갖게 되는 것이다.

어릴 적 감각적 민감성에서 생긴 소리공포증은 커 가면서 점차 둔화한다. 청각적 민감성과 비대해진 편도체는 여전하지만, 반복된 경험을 통하여 무서운 소리가 실제로 자신을 위협하지 않는다는 사실을 알게 되기 때문이다. 그러기에 큰 소리가 여전히 불쾌하기는 하지만 공포 반응까지 보이지는 않는다. 그러나 큰 소리, 높은 소리에 결합된 괴로운 기억인 트라우마는 사라지지 않는다. 이는 주로 사물의 소리가 아니라 사람의 소리와 결합되어 나타난다. 아이들의 큰 울음소리는 그 자체도 괴롭지만, 더 큰 문제는 울음소리가 되살리는 괴로운 기억이다. 자신이 어릴 적 괴롭고 아프고 힘들 때 그렇게 큰 소리로 울었던 기억과 그때의 감정이 바로 회상되는 것이다. 그래서 일부 아이들은 우는 아이들 소리에서 자신이 당했던 피해를 회상하며 분노 반응과 공격적인 양상을 보이는 것이다. 정말로 크고 중요한 것은 감각적인 민감성보다 마음의 상처이다.

이런 아이들의 특징은 가정 내 훈육을 어렵게 만들고 불필요한 갈등을 일으키기도 한다. 부모 중에는 다음과 같이 호소하는 경우가 많다.

"내가 무슨 이야기만 하면 아이가 신경질적으로 반응합니다."
"나는 그냥 문제점을 이야기하고 있는데, 화를 내지 말라며 이야기를 안 하려고 해요."

이런 현상은 주로 훈육적인 양육 태도를 강경하게 밀어붙이는 아빠와의 갈등에서 많이 나타난다. 그리고 아이의 신경질적인 반응은 바로 부자간의 대화 단절로 이어진다. 원인은 간단하고 해결책도 간단하다. 원인은 소리공포증이 만들어낸 트라우마 때문이다. 과거 톤이 높은 소리를 내는 아빠에게 혼이 났었고, 그 당시 엄청난 공포 체험이 있었을

    고기능 자폐·ADHD 아이를 위한 플로어타임 가이드

것이다. 그래서 아이는 아빠가 약간 높은 소리를 내면 바로 과거에 형성된 트라우마가 작동하며 심한 공포 심리 상태에 빠지는 것이다. 아빠는 아주 평범한 소리로 이야기하고 있다고 생각하지만, 문제점을 지적하는 소리가 낮고 다정다감할 리는 없다. 자신도 모르게 톤이 높아지고 흥분 경향을 보이는 말투가 된다. 그것이 아이의 소리 공포 트라우마를 자극하는 방아쇠가 되는 것이다. 해결책은 있다. 소리공포증 자체가 나타나지 않는 대화법을 사용해야 한다. 훈육적인 대화가 필요하다면 평상시 말투보다 더 낮고 느리고 다정한 목소리로 이야기해야 한다. 그래야만 사회성이 부족한 아이가 아빠의 말에 귀 기울이고 대화를 이어갈 수 있을 것이다.

이는 아빠만의 문제가 아니다. 권위적이거나 강박적인 양육 태도를 지닌 엄마들도 겪는 어려움이다. 사회성이 부족한 초등학생을 둔 한 어머님이 다음과 같이 호소하며 도움을 요청한 적이 있다.

"제가 무슨 말만 하면 아이가 화를 내요. 아빠가 이야기하면 괜찮은데…. 그래서 제대로 이야기도 못 하겠어요."

내 대답은 매우 간단했다.

"엄마가 먼저 아이에게 지속적으로 신경질을 냈기 때문입니다. 그리고 엄마가 높은 목소리 톤으로 아이에게 대화를 시도했기 때문입니다. 아이에게 엄마의 높은 목소리는 엄마의 신경질이라는 기억으로 남아 있는 겁니다. 정말로 아이와 대화하고 싶다면 톤을 더 낮추고 의도적으로 다정한 목소리를 내면서 해보세요."

이후 그 엄마는 아이와 대화가 원만해졌다면서 만족해하였다.

매사에 느린 행동으로

제때 행동하지 못하는 이유

**– 일부러 느린 행동을 하는 게 아니라
사회적 당위에 관심이 없는 것이다**

사회성이 부족한 아이를 둔 가정에서는 등교 시간이면 엄마 입에서 큰소리가 나오기 마련이다. 아이에게 자율적으로 맡겨놓으면 느려터진 행동 때문에 지각은 따놓은 당상이다. 제시간에 학교에 도착하게 하려면 큰소리로 행동을 재촉해야만 한다.

"빨리 나와서 밥 먹어라!"라고 큰 소리로 부르면 "예." 하고 답하지만 자기 방에서 함흥차사이다. 엄마는 아이 방으로 쫓아가서 빨리 나오라고 재촉하여 겨우 식탁에 앉힌다. 식사를 재촉하지만, 급할 것 없이 너무도 여유롭게 천천히 밥을 먹는다. 늦었으니 서두르라고 재촉해도 소용없다. 이런 양상이 옷 입고 신발 신고 현관을 나설 때까지 매 순간 반복된다. 아이가 빨리 학교에 가야 한다고 생각하지 않고, 매 순간 자기가 관심 있는 주제를 생각하여 나타나는 현상이다. 바지를 입는데 다리 한쪽을 바지에 넣고 멍하니 다른 생각에 빠졌다가 엄마가 소리치면 그제야 나머지 다리도 바지에 넣는 식이다.

이런 행동 방식으로 갈등이 지속되면 부모는 아이를 오해하게 된다. 가장 흔한 오해는 아이가 게으른 성품을 가졌다고 여기는 것이다. 무슨 일이든 악착같이 열심히 하지 못하고 뒤로 미루는 게 게으른 성품 때문이라 생각하는 것이다. 그러나 이는 사실이 아니다. 사회성이 부족한 아이도 자기가 관심이 있는 분야에서는 열성을 보이며 빠른 행동을 보여준다. 이 아이들이 게으른 듯 느린 행동을 보이는 다른 이유가 있는 것이다.

또 다른 오해는 아이가 부모를 무시한다고 생각하는 것이다. 무엇을 하라고 시키면 "예!"라고 답을 하면서도 실행은 안 하니 의도적으로 부모 말을 무시한다고 여기는 것이다. 이런 오해는 아이를 강하게 혼내는 훈육이 유일한 해결책이라는 착각을 불러온다. 이 역시 사실이 아니며 절대로 오해이다. 사회성이 부족하고 느린 아이 대부분은 성격이 온순하며, 부모에게 매우 의존적이다. 그러므로 의도적으로 부모를 무시하는 행동을 하는 일은 거의 드물다.

이를 해결하려면 느려 터진 행동의 원인을 제대로 이해해야만 한다. 이런 행동을 보이는 첫 번째 원인은 사회적 당위성에 큰 관심이 없다는 것이다. 사회성이 부족한 아이는 사회적 당위성보다 자신이 좋아하는 분야에 관한 관심이 월등하게 크고 강하다. 학교에 빨리 가야 한다는 당위성보다 자신이 흥미를 느끼는 주제에 관해 생각하는 게 더 급한 것이다. 엄마가 빨리하라고 재촉하면 당위적으로 예라고 답은 하지만, 그 후에 바로 자신의 관심사로 빠져들어 가는 것이다. 밥을 먹을 때나 옷을 입을 때나 신발을 신을 때도 항상 일관되게 자신의 관심사에 고도로 집중하며 행동하는 것이다.

일론 머스크의 재미난 예를 들어보자. 대학 시절 머스크와 사귀었던 여성이 자신의 데이트 경험을 언론 인터뷰에서 밝힌 적 있다. 일론 머스크는 데이트 시작부터 끝날 때까지 전기자동차 이야기 외에는 한 적이 없다고 한다. 이런 식인 것이다. 사랑하는 여성과 데이트는 하지만 상대 여성의 취향을 존중하고 배려하는 사회적 당위성에는 아무런 관심이 없는 것이다. 오로지 전기자동차에 집중되어 있는 자기 생각을 버리지 않고 데이트라는 형식에 참여하는 것이다.

아이들의 느려 터진 행동 방식 이면에는 이렇게 고도한 집중력과 몰입적인 생각이 있다. 이 아이들이 느려 터진 아이에서 엄청난 집중력과 엄청나게 빠른 추진력을 보이는 사람으로 돌변할 수 있는 한 가지 방법이 있다. 사회적 당위를 강요하는 것이 아니라, 아이가 몰입하는 분야에서 더 크고 원대한 성취를 이룰 수 있도록 꿈을 키워주고 격려하는 것이다. 그 꿈을 이루기 위해서 현재 무엇이 중요한지를 일깨워 주는 것이다. 즉 미래를 향한 동기부여가 이루어지면 아이는 스스로 행동 방식을 바꾸게 된다. 일론 머스크가 전기자동차로 성공을 거두었듯 사회성이 부족하고 느린 아이들은 자신의 관심사에서 꿈을 만들도록 도와주어야 한다.

두 번째 이유는 타인의 입장이 돼서 생각하는 능력이 부족해서다. 사회적 당위성에 관심이 적어도 타인의 입장이 되어 생각할 능력이 있다면, 느린 행동이 만드는 갈등은 해결된다. 자신의 느린 행동이 지속되면 부모의 마음이 어떠할지 이해하고 존중할 능력이 있다면, 아이들은 싫어도 부모의 요구에 맞추어 행동할 수 있을 것이다. 타인의 입장이 돼서 자기 행동을 성찰할 수 있는 사고능력이 형성되는 시기는 언제쯤일까? 어린아이에게서 집단화된 사회적 행동 방식이 출현하는 시기가 그즈음이다. 아이들 사이에 집단따돌림이 등장하는 시기도 비슷하다. 즉 집단따돌림은 상대방의 대응 능력을 간파한 아이들이 공격적인 성향을 표현하는 것이다. 그렇다면 빠른 경우도 초등학교 2~3학년경이다. 느린 경우는 초등학교 고학년쯤은 되어야 할 것이다.

일반적인 아이들은 이런 능력이 형성되지 않았어도 사회적 당위가 주는 압박감을 이해하기 때문에 자기 행동을 조절한다. 그러나 사회성이 부족한 아이들은 타인의 입장으로 사고하는 능력이 형성되기 전까지 긴 시간 동안 느려 터진 아이로 행동할 수밖에 없다. 이는 필연적인 현상이다. 이 기간을 단축하고자 한다면 부모는 같은 상황에서 사람들이 어떤 마음인지를 알려주어야 한다. 부모로부터 이런 피드백이 반복되면 아이는 이해력이 증진되며 자기 행동 방식을 바꿀 수 있는 원동력이 생긴다.

다만 명심해야 할 것이 있다. 여기에는 오랜 시간이 걸린다는 사실이다. 다른 아이들이 3~4번 이야기하면 행동 방식을 수정한다면, 느린 아이들은 수십 번 이야기해야 바뀐다. 그리고 또 명심해야 할 사실이 있다. 다른 아이들보다 느리지만, 타인의 처지에서 생각하는 능력은 결국 형성할 수 있다는 점이다. 물론 부모의 꾸준한 노력은 필수이다.

　　　　고기능 자폐·ADHD 아이를 위한 플로어타임 가이드

차례나 규칙을 못 지키고

자기가 먼저 하는 데 집착하는 이유

**– 충동성이나 이기적인 것이 아니라
주변 관찰력과 종합적인 상황 이해도가 낮은 것이다**

학교생활이나 가족과 이루어지는 공동 활동에서 느려 터진 아이들이 한편으로는 매우 성급한 행동으로 문제를 만들기도 한다. 가장 대표적으로는 공동생활에서 차례를 지키지 못하고 자기가 먼저 하려는 성급한 행동을 보이는 것이다. 또한 여러 사람과 이루어지는 게임에서 규칙과 순서를 지키지 못하고 일방적인 행동으로 갈등을 유발하기도 한다. 예를 들어보자. 좋아하는 놀이기구를 탈 때면 줄을 서는 것을 거부하고 자기가 먼저 타려고 차례를 무시하여 문제를 일으킨다. 친구들과 보드게임을 할 때도 자신의 차례를 기다리지 못하고 순서를 어기면서 게임을 하려고 한다.

이런 문제행동은 다양한 갈등을 유발하기에 부모에게는 심각한 고민을 안기는 문제가 된다. 특히나 부모들이 아이 행동에 대하여 잘못된 이해를 하게 되면 잘못된 훈육으로 이어지고 아이는 심각한 상처를 받게 된다. 부모들이 가장 쉽게 하는 오해는 아이가 매우 이기적인 성품을 가졌다고 생각하는 것이다. 타인에 대한 배려나 생각은 전혀 없이 자기 위주로만 행동하기에 이기적이라고 이해한다. 그렇게 되면 아이의 성품을 비난하는 훈육을 하게 된다. 뒤에서 언급하겠지만 이런 행동 양식은 이기적인 성품과는 무관하다.

또 다른 오해는 아이가 충동성이 강하다고 평가하는 것이다. 이런 평가는 주로 전문가들의 의견에서 자주 접하게 된다. 이는 일견 타당해 보이지만, 실은 문제의 원인을 정확하게 이해하지 못하고 일방적으로 아이를 환자로 만드는 주장이다. 이런 논리가 성립하려면 차례를 지켜야 한다는 사실도 매우 잘 알고 상황에 대한 이해도 잘하고 있지만, 충동을 참지 못하고 행동해야 한다. 그러나 문제를 유발하는 아이는 사회성 자체가 부족하다. 나이에 맞는 수준의 사회적 인식을 갖추지 못한 경우가 대부분이다. 그러므로 이런 행동의 원인을 충동성으로 평가한다면 적절한 훈육을 선택하기보다 약물 복용을 대책으로 삼기 십상이다.

사회성이 부족한 아이들이 이런 일방적 행동을 하는 원인을 정확히 이해해야 적절한 훈육과 교육으로 이어질 수 있다. 아이의 행동을 이해하는 데 첫 번째 키포인트는 '주변 관찰력 부족'이다. 사회성이 부족한 아이들은 자신이 관심 있는 사물에 정신이 집중되면 주변을 관찰하지 못한다. 그나마 사물에 대한 주변 탐색력은 조금 낮지만, 사람에 대한 관찰력은 심각하게 떨어진다. 사람을 위주로 주변을 탐색해야 자신이 어떤 행동을 해야 하는지 상황을 이해할 수 있다. 그런데 사람은 눈에 안 들어오고 자기가 관심 있는 사물만 눈에 들어오니 다른 사람은 안중에 없는 행동이 나오는 것이다.

 고기능 자폐·ADHD 아이를 위한 플로어타임 가이드

이러한 주변 관찰 능력의 결함은 독특한 신경학적인 특성이기에 짧은 시간에 교정하기 어렵다. 매우 반복적으로 아이를 일깨워야 한다. 현명한 부모라면 다음과 같이 행동하기를 권한다. 먼저 아이가 순서를 어기는 행동을 할 것이라고 예상해야 한다. 그다음은 아이 손을 잡아 문제행동 발생을 막으면서, 차례를 지켜 줄 서 있는 사람들을 한 명 한 명 같이 세며 확인하는 과정을 거쳐야 한다. 그리고 그 뒤에 줄을 서야 함을 알려줘야 한다. 그렇게 반복하면 아이는 공공장소에서 줄을 선 사람들이 있는지 없는지를 먼저 살피고 자기 행동을 결정하는 습관을 형성할 수 있다. 물론 한두 번 만에 만들어지지는 않는다. 인내심을 가지고 반복해야 한다.

두 번째로 이해해야 할 포인트는 '사회적 예측 능력 저하'이다. 즉 자신의 행동으로 만들어질 결과에 대한 예측 능력이 심각하게 떨어진다는 것이다. 지금 문제가 되는 아이들에게는 사회성이 부족하다. 사회성이 부족하다는 것은 정신연령이 어리다는 것을 의미한다. 즉 자신의 생물학적인 나이보다 훨씬 뒤처지는 정신연령을 가지고 있기에 사회적인 예측 능력 역시 매우 떨어진다. 그러기에 뒤에 벌어질 상황에 아랑곳하지 않고 순서를 무시한 행동을 하는 것이다. 사회성이 부족한 아이는 늦게 자라나는 아이다. 느리지만, 정신연령은 성장한다. 그리고 사회적 예측 능력도 상승해 간다. 그러기에 시간이 가면서 이런 문제는 점차로 줄어들고 사라지게 된다. 부모가 조금 더 인내심 있게 아이의 성장을 기다려주어야 한다.

만일 이 기간을 단축하고 싶다면, 부모는 아이의 사회적 예측 능력을 향상해 주어야 한다. 그러기 위해서는 사전에 시뮬레이션하듯이, 문제상황에서 벌어질 현상을 아이에게 이야기로 간접 경험시켜야 한다. 사람들이 아이의 행동을 비난할 것이고 심하면 물리적인 행동도 나올 수 있음을, 상황극 하듯이 아이에게 간접 경험시키길 반복해야 한다. 그러면 유사한 상황에서 자신의 행동을 제어할 수 있는 예측 능력이 쉽게 발휘될 것이다.

루틴을 고수하며

새로운 도전을 못 하는 아이들

— 먹는 것, 입는 것, 노는 것 모두
새로운 시도를 피하는 이유

사회성이 부족한 아이는 새로운 시도나 도전을 즐기기보다 같은 패턴을 반복하는 것에서 편안함을 느끼는 경우가 많다. 예를 들자면 음식도 같은 종류의 음식만을 고집스럽게 먹으며 새로운 음식 먹기를 거부한다. 옷도 한 가지만 집착하거나 같은 계통의 옷만을 즐기며 새로운 옷을 입지 않으려고 한다. 영양이 풍부해지도록 다양한 음식을 먹어야 하고 다양한 옷으로 아이를 치장하길 원하는 부모들은 이런 문제를 심각하게 여긴다.

이렇게 정해진 루틴대로 먹고 입고 생활하는 습관이 만들어지는 데는 대략 두 가지 원인이 있다. 첫 번째 원인은 감각적인 민감성으로 새로운 감각에 거부감을 보이는 것이다. 새로운 음식이 주는 질감과 맛이 역겹고 고통스러운 자극으로 느껴지는 것이다. 그래서 정해진 음식만 먹으려고 하는 것이다. 옷도 마찬가지로 특정한 촉감을 유독 편해하고,

특정 촉감에는 심각한 불편함을 느낀다. 이런 문제는 심각하게 영양 불균형을 유발하지 않는 한 억지로 바꿀 필요는 없다. 민감한 감각은 성장하면서 점차 둔화하고, 새로운 경험이 늘면서 먹는 음식의 종류는 점차 늘어나게 마련이다. 그러니 억지로 개선할 필요는 없다.

두 번째 이유는 좀 차원이 다르다. 루틴이 된 생활 방식을 고수할 때 우리의 두뇌는 집중력을 유지하기에 유리하기 때문이다. 사회성 부족을 보이는 아이들 대부분은 한 가지 생각이나 일에는 몰입을 잘하지만, 역으로 다양한 일을 한 번에 처리하는 멀티태스킹 능력은 떨어지는 경향이 있다. 그러므로 루틴이 된 생활 방식을 지키면 자기 일에 집중력을 유지하기 쉽다.

우리의 뇌는 동일한 자극이 반복되면 이를 없는 자극으로 인식하여 처리해야 할 정보로 여기지 않는다. 그러나 새로운 자극이 들어오면 이를 처리하기 위하여 뇌의 일정 용량을 사용해야 한다. 그러니 루틴이 된 생활 방식을 기계적으로 유지한다면, 뇌는 처리해야 할 일에만 집중성과 효율성을 보인다. 애플을 창업한 스티브 잡스나 페이스북을 창업한 마크 저커버그는 둘 다 동일한 스타일의 옷만 입는 것으로 유명했다. 그들은 그렇게 옷을 입으면 옷에 관하여 생각할 필요가 없고, 그만큼 일에 더 집중할 수 있다고 이야기했다.

먹는 것과 입는 것에서 새로운 시도를 피하는 것은 큰 문제가 안 된다. 그러나 새로운 사회활동을 피하게 되면 큰 문제가 된다. 예를 들어 새로운 학교로의 전학이나 새로운 학원, 새로운 과외 활동, 새로운 직장 등에서 새로운 도전을 해야 할 시기에 이를 피하는 것이다. 아주 어린 나이에는 워낙 보호된 틀 안에 있어 문제가 안 된다. 그러나 초등학교 고학년이 되면서 자기 힘으로 다양한 활동을 해야 할 시기가 되면 이런 문제를 보이게 된다. 이런 현상이 지속되면 사회활동이 발전적으로 확장되지 못하고 정체 내지는 퇴보할 수밖에 없다.

새로운 도전을 꺼리는 원인은 무엇일까? 이를 잘 알아야 아이들을 적절하게 도울 수 있을 것이다. 가장 먼저 상기해야 할 사실은 사회성이 부족한 아이들은 공포를 느끼는 편도체가 비정상적으로 비대해 있다는 사실이다. 즉 이 아이들이 겁 많고 불안감이 높은 것은 성격 문제가 아니라 신경계의 특성이다. 과장해서 말한다면, 일반적으로 10 정도의 크기로 느낄 불안감을 50 내지는 100 정도로 크게 느끼는 것이다. 일반적으로 새로운 도전 앞에서는 누구나 약간의 불안감을 느낀다. 그러나 이들은 일반적 불안감을 극대화된 불안감으로 증폭해 내는 것이다.

두 번째 원인은, 이미 실패의 경험이 트라우마로 작용하고 있을 가능성이다. 사회성이 부족한 아이는 학교 가는 게 무섭다거나 사람이 무섭다고 하는 경우가 많다. 이는 이미 학교생활에서 친구와의 갈등이 반복되며 교우 관계에 실패하여 마음 깊이 상처를 받은 것이다. 이런 아이에게 새로운 일과 공간에의 도전은 예측이 안 되는 사람들과의 접촉을 의미하기에 조절하기 힘든 공포감으로 증폭되는 것이다.

신경계의 불안정과 트라우마를 가진 아이에게서 새로운 도전을 능동적으로 유도하는 것은 참으로 어려운 일이다. 교육이나 훈련 내지는 훈육으로 강제로 교정할 수 있는 것이 아니기 때문이다. 부모는 인내심을 가지고 다음에 조언하는 내용을 꾸준히 실천해야 한다. 첫 번째로 중요한 것은 부모가 아이에게 절대적인 믿음과 지지를 표현하는 것이다. 아이가 결국은 잘해 낼 수 있는 잠재력을 가지고 있다는 데 절대적인 믿음을 표현해야 한다. 부모들이 가장 많이 하는 실수는 아이의 좌절을 같이 걱정하는 것이다. 부모가 걱정하는 모습은 아이의 좌절과 회피를 공식화하는 것이 된다. 걱정 대신에 아이의 성공과 발전에 대한 절대적 믿음을 표시해 줘야 한다. 그래야만 아이가 스스로 도전할 수 있는 최소한의 에너지를 발휘할 수 있다.

두 번째로 중요한 점은 아이 스스로 성공한 경험을 쌓을 수 있는 기회를 제공해 주어야 한다는 것이다. 그러자면 아이의 준비 정도나 역량에 맞는 과제를 찾는 것이 먼저다. 되도록 아이가 좋아하고 자신 있어 하는 영역에서부터 확장하며, 작은 도전과 작은 성공을 반복시켜야 한다. 그 과정을 통하여 아이는 스스로 도전할 수 있는 자신감을 가지게 될 것이다. 부모의 절대적 믿음과 성원 그리고 스스로 성공하는 작은 경험의 결합만이 도전하는 사회활동으로 아이를 이끌 수 있다.

아침이면 늦잠을 자며

일찍 일어나지 못하는 아이들

**— 수면 패턴은
뇌신경 발달 양상에서 결정된다**

사회성이 부족한 아이를 기르는 부모 중에는 아이의 수면 습관을 고민하는 경우가 많다. 늦도록 잠을 안 자고, 아침이면 깨워도 못 일어나며 늦잠을 자서 일과를 망치는 경우가 많기 때문이다. 부모로서는 아이를 강제로 재울 수는 없지만, 강제로 깨울 수 있으니 아침잠을 깨우기 위한 갈등이 반복된다. 부모는 아이의 버릇이 잘못 들었다고 여기며, 고질적인 수면 습관을 고쳐야 한다고 강변한다. 그러나 아이의 수면 습관은 훈육으로 교정할 수 있는 생활 버릇이기보다는 신경 발달 양상에서 초래하여 어쩔 수 없는 경우가 대부분이다.

사회성이 부족한 아이에게서 수면 습관의 불안정이 나타나는 신경학적 원인은 두 가지 방면에서 찾아볼 수 있다. 첫 번째 원인은 자율신경장애에서 유래하는 경우이다. 사회성이 부족한 아동의 상당수는 자율신경장애를 갖고 있다. 자율신경계는 인체의 소화나 호흡, 혈액순환 등을 조절하는 신경계로 흥분을 담당하는 교감신경계와 이완을 담당하는 부교감신경계로 구성되어 있다. 수면 조절 역시 자율신경계의 역할 중 하나로 낮과 밤 일주기에 맞추어 생체리듬과 대뇌 각성을 조절하여 잠이 들고 깨는 수면 사이클을 조정한다.

자율신경계가 불안정한 아동은 수면에 들어야 할 밤중에 오히려 각성도가 높아져 밤이 되면 더 활동적으로 되기도 한다. 그로 인해 잠이 드는 데 오래 걸리는 입면장애 현상을 보인다. 이후 잠이 든다고 해도 충분한 숙면 상태로 들어가지 못하여 얕은 잠에 시달리며, 자주 잠이 깨고 다시 자기를 반복하는 수면유지장애 현상을 보인다. 이렇게 밤잠을 자면 아침이 되어도 충분한 수면을 이루지 못한 상태이기에 늦잠을 자게 되는 것이다. 학교도 가야 하고 공부도 해야 하니 아이를 강제로 깨우면, 아이는 낮에 잠이 덜 깬 상태로 활동하게 된다. 이렇게 졸린 듯한 상태에서 일상생활이 이루어지기에 낮에 집중력을 유지하지 못하고 산만한 모습을 보인다. 사회성이 부족한 아동이 10대 이전 아동기 때 지나치게 늦잠을 잔다면, 대체로 자율신경 불안정을 의심해 봐야 한다. 그리고 이런 현상이 있다면 훈육으로 교정할 것이 아니라 자율신경계를 안정시키기 위한 전문적인 도움과 배려가 필요하다.

두 번째 원인은 뇌 발달 과정에 필연적으로 나타나는 수면 패턴의 변화이다. 이는 주로 10대 청소년기의 수면 패턴을 이해하는 데 도움이 된다. 최근 뇌과학 연구에 따르면 성장기인 10대가 되면 뇌에서는 수면 패턴의 변화가 일어난다고 한다. 대략 만 10~12세부터는 생물학적인 시계가 늦추어지면서 저녁 7시나 8시가 되어야 활기를 띠게 되고, 밤 9시에서 10시 사이에는 잠이 없는 시간대가 만들어진다는 것이다. 동시에

   고기능 자폐·ADHD 아이를 위한 플로어타임 가이드

수면을 유도하는 멜라토닌 호르몬 분비도 성인과 비교하면 2시간 정도 늦추어진다는 것이다. 즉 늦게 잠이 드는 게 정상인 신경학적인 변화가 만들어진다. 결국 청소년기에 아이들은 점차 야행성 생활 습관이 자연스러운 상태가 된다.

또 다른 변화는 10대에는 아동기나 성인기에 비하여 절대적으로 필요한 수면 시간이 길어진다는 사실이다. 즉 평생을 살아가면서 가장 잠을 많이 자야 할 시기가 바로 10대인 것이다. 연구 보고에 의하면 청소년기에 필요한 수면시간은 9시간 15분 정도라고 한다. 그러나 10대의 대부분은 이보다 훨씬 적은 수면을 유지하고 있다. 결국 생물학적인 요구에 아주 충실하게 10대 아이들의 수면을 보장한다면, 밤에는 12시에서 1시 사이에 잠이 들고 다음 날 오전 10시나 11시경에 잠에서 깨는 생활이 권장되어야 한다. 사회성이 부족한 아이들도 역시 10대에 접어들면 수면 패턴의 변화를 겪게 된다.

결국 여러 가지 문제에도 불구하고 사회성이 부족한 아동의 수면 관리에서는 충분히 늦잠을 잘 수 있도록 배려하는 것이 좋다. 늦잠을 잤을 때 뇌 발달에 훨씬 큰 도움이 되기 때문이다. 진짜로 문제가 되는 것은 늦게 잠이 드는 아이를 억지로 깨우는 사회적 압력과 부모의 훈육이다.

정신연령이 어리다는 사실의

뇌신경학적 의미

– 당신의 아이는 남들보다 느리게 느리게 성인의 뇌로 성숙해 간다

사회성이 부족한 아이들은 모두 정신연령이 어린 경향을 보인다. 무슨 과학적인 신경 발달 평가를 받지 않아도 부모는 자신의 아이가 또래보다 어린애 같다며 정신연령이 어리다고 말한다. 실제로 사회성이 부족한 아이들의 행동 방식을 평가해 보면, 적으면 1~2년 많으면 3~5년까지도 정신 발달, 사회성 발달의 격차를 보이는 것이 확인된다.

부모들은 아이의 정신연령이 어린 이유를 기질이나 순진한 성격에서 찾는다. 나이에 비하여 사회적 기술이 부족하여 유순하고 순진한 행동을 하고, 그래서 거친 아이들에게 피해를 본다고 생각한다. 그렇기에 아이가 사회성 부족 때문에 겪는 어려움을 해결해 주려고 아이에게 충고하거나 행동 방식을 교정하려고 한다. 그러나 이런 시도는 아이와의 갈등만 커지게 하고, 대부분 효과를 보지 못한다.

정신연령이 어리다는 것은 단순히 성격이나 기질상의 문제가 아니

 고기능 자폐·ADHD 아이를 위한 플로어타임 가이드

다. 이는 아동의 뇌신경 발달 양상이 보통의 아이들과는 차이를 보인다는 것을 의미한다. 아이들의 행동 방식의 차이는 뇌에서 이루어지는 정보처리의 결과이다. 그러므로 뇌 발달의 수준과 양상에 차이가 있다면 그에 따라 아이들의 행동 방식에도 차이가 생긴다. 사회성이 부족한 아이는 실제로 뇌 발달도 보통의 아이들에 비하여 느리게 진행된다. 마치 키가 느리게 자라서 키가 작은 아이가 있듯이, 뇌가 느리게 자라서 뇌 성장이 더딘 아이가 있다는 것이다. 키 작은 아이에게 무리한 신체활동을 강요해도 소용없듯이, 뇌 성장이 더딘 아이에게 수준 높은 사회적 행동을 교육해도 그에 맞는 결과를 만들지 못하는 것은 당연한 일이다.

미국국립보건원에서는 생애 21년간 뇌 영역이 어떻게 활성화되는지 조사하는 연구를 10년에 걸쳐 진행했었다. 이는 기능성자기공명영상, 즉 fMRI라는 장치를 이용하여 확인할 수 있었다. 이 연구를 통하여 인간의 뇌가 어떤 양상으로 발달하는지 많은 부분 밝혀졌다. 뇌의 연결성은 뇌의 뒷부분에서 시작되어 아주 서서히 앞쪽으로 이동한다는 것이다. 시각 처리를 담당하는 후두 부분에서 시작하여 종합사고력을 담당하는 전두엽 부분의 성숙으로 완성되어 간다는 것이다. 그러므로 청소년기 10대의 뇌조차도 80% 정도만 완성된 상태이며, 20%가량은 미성숙한 상태로 아주 천천히 성숙하여 간다고 한다. 따라서 10대가 성인보다 감정 기복이 심하고 충동적이며 유혹에 쉽게 빠지는 것은 너무도 당연한 일이다.

더 진전된 연구 보고도 있다. 최근 연구 보고에 의하면 ADHD 아동은 전두엽의 발달 상태가 보통의 아이들과 비교하면 2년 정도 더디다고 한다. 전두엽은 종합사고력과 절제력, 참을성 등 인간의 고도한 사고력을 담당하는 영역이다. 이는 결국 사회성이 부족한 아이들에게서 발생하는 문제들이 평균 2년 뒤처진 전두엽의 성숙도 때문임을 의미한다.

사회성이 부족한 아이를 도와주기 위해서는 뇌신경 발달이 평균 2년가량 뒤처졌음을 이해해야 한다. 그래야만 아이들이 겪고 있는 어려움과 고통을 제대로 이해할 수 있다. 사회성이 부족한 아이는 자기보다 2년이 앞선 발달 상태를 보이는 아이들 속에서 생활하는 것이다. 비유하자면 정신연령이 6살밖에 안 된 아이가 8살 아이들이 모인 초등학교 1학년 교실에서 머무는 것과 같다. 친구들의 놀이 수준을 다 이해할 수 없고, 같이 놀 엄두를 내기도 힘들다. 친구들의 눈에는 사회성이 부족한 아이의 행동이 어린애 같으니 우습게만 여긴다. 학교의 규칙을 지키는 것도 버거운 일이다. 유치원에서 편하게 놀아야 할 수준인데 1학년 교실에서 수업에 집중력을 유지하기란 고통스러운 일일 것이다. 사회성이 부족한 아이에게 요구되는 사회활동은 사실 아이에게는 정신적 폭력에 가까운 것이다.

이런 문제를 일거에 해결하는 간단한 방법이 있다. 아이의 정신연령에 맞추어 사회활동에 참여시키는 것이다. 8살 아이라도 정신연령이 6세라면 학교에 보내는 것이 아니라 유치원에 보내야 한다. 그래야만 놀이 수준이 비슷하여 친구와 쉽게 교류할 수 있다. 학습도 자신의 집중력 수준에 맞추어 이루어지기에 안정적인 발달이 이루어질 것이다. 그러면 문제행동이라 여겨지는 대부분 것들이 안정될 것이다. 사회성이 부족한 아이들도 행복한 발달 과정을 즐길 수 있을 것이다.

그러나 한국과 같이 나이나 서열을 중시하는 문화에서는 그 누구도 이런 선택을 하지 않는다. 나이에 맞는 학업에 대한 집착이 적은 서구 사회에서는 나이보다 늦게 학교에 보내는 경우도 종종 볼 수 있다. 그러나 생물학적인 나이에 맞는 교육에 집착하는 동아시아에서 이런 선택을 하는 부모는 볼 수 없다. 이 글에 공감하는 부모라도 아이의 정신연령에 맞추어 낮은 학년에 보내는 선택을 하지는 않을 것이다. 결국 우리 사회는 사회성이 부족한 아이들을 배려하는 교육 시스템이 부재한 것이다. 이를 부모들의 개인적 노력으로 극복할 수 없기에 아이들에게 고통을 전가하는 방법을 택하는 것이다. 사회제도가 해결할 수 없다면 가정에서 해결해야 한다. 우리 아이들에게 숨 쉴 틈을 만들어주고 이해하고 기다리며 함께 성장해 가는 부모의 역할이 결정적인 역할을 하는 것이다.

3장

DIR 플로어타임으로 해석하는 고기능 자폐의 정서적·기능적 발달단계

고기능 자폐 아동의

사회성 발달과 인지 발달

'고기능 자폐증(High Functioning Autism)'이라고 하면 우리는 종종 드라마나 영화에서 보듯 특정 분야에 천재적인 재능을 가진 사람을 떠올리고는 한다. 그러나 현실에서 그런 유형의 사람을 만나는 일은 드물다. 물론 천재성도 고기능 자폐의 일부일 수 있지만, 고기능 자폐란 단지 천재성만을 의미하지 않는다. 평균 이상의 지능과 좋은 언어능력을 가지고 있지만 여전히 사회적 상호작용의 어려움, 감각 문제 및 자폐증이 관련된 다양한 문제를 겪는 사람들을 포함하는 더욱 넓은 개념이다.[*]

이러한 유형의 사람들은 흔히 만날 수 있다. 최근에는 성인 중에서도 자신이 스스로 자폐적 경향을 가지고 있다고 인식하는 사람들도 늘고 있다. 생각해 보면 우리가 자폐에 관해 잘 모르던 시절에도 '유별난

● Diagnostic and Statistical Manual of Mental Disorders, Fifth Edition (DSM-5) & Autism Society.

아이', '별종', '지나치게 얌전하거나 번잡스러운 아이', '공부는 특이하게 잘하는데 혼자 다니는 아이' 등으로 불렸던 아이들이 주변에 있었다. 그들은 모두 어떤 삶을 살고 있을까? 아마도 보통 사람들과 별반 다르지 않은 모습으로 나름대로 삶을 꾸리고 있을 것이다.

그런데 이런 아이들을 보는 분위기가 요즘은 예전과는 조금 다른 듯하다. 아이가 남들과 조금만 다르게 보여도, 부모는 곧바로 주변의 시선과 평가를 의식한다. "뭔가 문제 있는 것 아니야?", "이러다 뒤처지는 거 아냐?"라는 불안 속에서, 아이에게 '딱지'를 붙이고 싶어 하는 사회의 분위기는 점점 더 강해지고 있는 듯하다.

특히 한국에서는 '다름'을 '부족함'으로 간주하는 경향이 강하다. 그래서 부모는 아이를 어떻게든 남들과 다르지 않게 보이도록 최선을 다한다. 물론 최선을 다하는 것이 아이에게 필요한 지원이 되기도 한다. 그러나 걱정이 지나쳐 ADHD니, 인지 수준이 어떠니, 사회성 부족이니 하면서 인지치료, 놀이치료, 사회성 치료라는 명목하에 아이를 치료실로 내보내는 것이 옳다고만은 할 수 없다. 약물까지 처방받아 사회생활을 위해 또는 공부를 위한다는 명목으로 아이를 진정시키려고 노력하는 것도 마찬가지이다.

이 아이들은 모두 평균 정도 또는 그 이상의 지능을 가지고 있고, 일상생활을 영위하는 데 큰 문제가 없다. 단지 남들과는 조금 다르게 감각처리에 어려움이 있어서 제한적이거나 반복적인 행동, 강박적으로 보이는 행동을 하거나 남들과는 달리 특정 관심사에 빠지는 특징을 가질 수 있다. 그리고 자기표현에 미숙하여 사람을 사귀거나 관계를 맺는 일에 서투르다.

이것은 문제(잘못된 것)가 아니라 개인의 특성이다. 그런데도 우리는 이러한 특성을 개인의 고유한 모습으로 받아들이지 않고 결핍으로 간주하여 고쳐주려고 하거나 변화를 요구한다. 그러면 어떻게 될까? 아이는 점점 더 자신이 가지고 있는 재능과 가능성을 발휘할 기회를 얻지 못하고, 결핍으로 간주되는 부분만을 조명당한 채 교육되고 훈련되는 과정을 거친다. 나는 이러한 과정을 아이의 발달을 위한 개입이라고 생각하지 않는다.

인간의 발달이란 개인이 가치 있고 열망하는 삶을 영위할 수 있도록 인간의 능력, 선택 및 자유를 확장하는 다차원적 과정을 의미한다.[*] 진정한 발달을 위해서 아이들은 자신의 모습을 그대로 존중받고, 자신만의 모습을 찾고, 거기서 자기 능력을 확장해 나갈 수 있어야 한다. 그리고 우리는 아이들에게 그 방향을 보여주고, 어려움을 극복하도록 돕고 조언해 주며, 함께 걷는 사람이 되어야 한다.

만약 각 아이의 특성에 맞는 교육 방식과 목표, 그리고 미래의 방향을 잘 설정한다면, 이들은 오히려 사회에 크게 기여할 수 있는 인재로 성장할 수 있을 것이다. 그 출발점은 아이를 있는 그대로 인정하고, 아이에게 가장 적합한 환경을 마련해 주는 것이다.

DIR 이론은 이러한 철학을 바탕으로 한다. 아동이 보이는 모든 특징을 고유한 개인적 프로파일로 존중하며, 아동이 보이는 특정 증상을 굳이 바로잡거나 개선하기 위한 훈련을 강요하지 않는다. 고기능 자폐

● 유엔개발계획(UNDP). (1990). 『인간 개발 보고서 1990』.
http://hdr.undp.org/sites/default/files/reports/219/hdr_1990_en_complete_nostats.pdf

를 따로 분류하지는 않지만, 고기능 자폐에서 보이는 사회적 의사소통의 어려움이나 복잡한 사회적 기능을 요구하는 상호작용에서의 난점에도 불구하고 발휘될 수 있는 높은 인지 발달의 가능성을 인정한다. 이러한 가능성은 정서적·기능적 발달 역량(FEDC)의 4단계 이상에 해당하는 역량으로 설명되며, DIR 이론은 이를 토대로 발달의 방향을 제시한다.

DIR 이론의 창시자인 닥터 그린스판의 정서적·기능적 역량의 4단계에서 9단계까지를 살펴보면, 고기능 자폐인에게서 보이는 사회생활의 어려움과 더 높은 인지 발달에 장애가 되는 문제점에 관해 명확한 기준을 제시함을 알 수 있다. 예를 들어, 발달단계 4단계인 복잡한 정서적 상호작용 역량의 발달이 이루어지지 않으면 사회적 상호작용에서 엄청난 제한을 가지게 된다. 발달단계 5, 6단계의 역량이 부족할 경우 추상적 사고력의 부족으로 인하여 읽기, 쓰기뿐 아니라 논술, 수학 등 모든 방면의 인지적 학습활동에 영향을 미치게 된다. 이러한 장애는 지능과 완전히 비례하는 역학관계에 있지 않다. 당연히 지능이 매우 뛰어난 경우에는 겉으로 문제점이 덜 노출될 수도 있지만, 당사자는 감정적으로 매우 심각한 어려움을 느낄 수 있으며, 반드시 주변 사람의 이해와 도움이 있어야만 정서적으로 안정된 생활이 가능하다.

DIR 플로어타임은 이러한 문제점을 해결하기 위한 긴 여정의 계획을 제시한다. 만일 아동이 겉으로 크게 드러나지는 않지만 사회생활에서 어려움을 경험하고 있다면, 고학년이 될수록 학업 수행에 어려움을 겪고 있다면, DIR 플로어타임은 틀림없이 훌륭한 지침이 될 것이다. 발달은 일생을 두고 이루어지는 긴 여정이다. 특히 이제 막 주변 사람과 어느 정도 상호작용을 시작한 아동의 부모는, 앞으로 남은 청소년기까지의 발달단계에서 아동의 어떤 부분을 어떻게 도와주어야 하는지를 명확히 알고 있어야 한다. 우리 아이가 스스로 문제를 해결하고, 자신에 대한 기준을 세우고, 자존감 넘치는 사람으로 자라기를 바란다면, 학습지 한 장을 더 풀고, 학원 한 시간을 더 다니는 것보다 높은 수준의 정서 발달 능력을 기를 수 있도록 하는 데 노력을 기울여야 한다. 그리고 그것들의 많은 부분은 가정에서 부모와 함께 보내는 순간에 이루어짐을 잊지 말아야 한다.

고기능 자폐 아동의 사회성 발달

고기능 자폐스펙트럼장애는 지능에는 문제가 없다고 여겨지지만, 타인과 적절히 상호작용하는 것을 어려워하거나 회피하기도 하며, 사회적 갈등을 해결하는 의사소통에 어려움을 보인다. 적절한 사회적 상호작용이란 타인을 이해하고 그의 관점을 받아들여서 내 생각과 통합하고, 그에 따른 적절한 말이나 행동으로 나를 표현하는 데서 시작된다. 일반적으로는 의견을 교환하거나 경쟁, 갈등, 협력 및 조정 등의 사회적 상호작용[*]을 포함한다.

이러한 역량은 고기능 자폐인에게 매우 흔한 약점이다. 이들은 사회적 주고받기가 매우 약하여 이유 없이 강박적으로 경쟁하기도 하며, 다른 사람의 마음을 잘 읽지 못하고 자신의 방식만 고집함으로써 타협이나 협력 작업을 어려워한다. 이를 두고 이들이 근본적으로 '공유하거

---

[*] Homans, G. C. (1958). Social behavior as exchange. *American Journal of Sociology. 63*(6), 597~606.

나 공감할 수 있는 감정이 없다'라고 규정짓는 경우가 있는데, 이것은 완전히 잘못된 생각이다. 자폐적인 사람들의 뇌 신경망에 대해 알면 이들을 이해할 수 있다. 이들은 상황 인지나 인간의 표정을 처리하는 뇌 영역에서 일반인과 차이가 있다. 그래서 비언어적 의사소통 즉 말소리 톤이나 표정, 제스처 등을 읽어내는 데 미숙하다. 그러다 보니 관계를 원하기는 하지만 막상 사람을 만나도 어떻게 대해야 할지 모르고 결국 그 경험도 매우 부족하다. 이런 이유가 복합적으로 작용하여 사람을 회피하는 경향도 생기고, 긍정적인 사회적 관계를 맺은 경험이 적다 보니 더욱 자신을 보호하려는 본능이 강해지고, 이러한 경험이 지속해서 꼬리를 물다 보니 더욱더 자신만의 세계에서 배타적이고 편협하며 경직된 사고를 갖게 되는 악순환에 놓인다.

이러한 문제는 결코 훈련이나 학습으로 극복되지 않는다. 악순환이 어디에서 비롯하였는지 찾아내어, 근본적인 문제점에서 다시 시작해야 한다. DIR 플로어타임은 사회적 상호작용의 기본이 되는 정서적·기능적 발달단계를 제시하고, 아동의 현재 발달 상황을 고려해서 어떻게 접근을 시작할지, 또한 어떤 방향으로 나아갈지 명확한 이정표를 제공하여 문제를 근본적으로 해결할 수 있는 길을 제시한다.

고기능 자폐 아동의 인지 발달

자폐로 진단되었지만, 비교할 수 없는 정도의 높은 인지 수준을 보이는 아동이 있다. 사회적 대화 능력은 매우 약하나 어려운 문자를 읽고 쓰거나 수 개념에 놀라운 이해력을 보이는 아동, 그리고 특정한 관심사에 관해 사전처럼 박식한 지식을 선보여 주변을 놀라게 하는 아동 들이 있다. 드라마 〈굿 닥터〉에서 볼 수 있는 서번트증후군은 자폐스펙트럼 장애나 뇌 손상 등으로 발달장애가 있으면서 특정 분야에서 뛰어난 능력을 발휘하는 희귀 질환이다. 서번트증후군은 매우 드물고 공식적으로 진단되거나 문서화되지 않는 경우가 많기에 이 질환의 유병률에 관한 통계는 매우 제한적이지만, 자폐스펙트럼장애가 있는 사람 10명 중 약 1명, 전체적으로는 2,000명 중 1명 미만으로 발생하는 것으로 추정한다. *

모든 고기능 자폐 아동에게 이런 수준의 재능을 기대할 수는 없다. 하지만 적절한 지원과 환경의 조성을 통해 학업적으로나 사회적으로 성공할 수 있다. 예를 들어, 매우 자세하고 명확한 지침을 제공하고, 자유로운 시간을 허용하여 스스로 감각 조절을 할 수 있도록 도와주고, 자신에게 맞는 개별 학습의 기회를 제공할 수만 있다면, 얼마든지 평균 이상의 수준으로 성공할 수 있다. 지닌 바 강점과 관심사를 최대한 존중하고 활용해서 지원해 준다면 특정한 분야에서 전문가로 성공할 확률도 높다. 이들 대부분은 사회적 상황의 인지나 적절한 상호작용에서 어려움을 느낄 수 있고, 일반적인 학습 환경에서 학업에 어려움을 겪을 수 있지만, 수학이나 컴퓨터 또는 다른 특정 영역에서 뛰어난 능력을 지니고 있을 수 있기에 그것을 찾아서 지원하는 일은 매우 중요하다. 아동의 관심사나 강점을 찾아내어 그것을 확장함으로써 경험을 늘리고 스스로 효능감을 느끼도록 도와주자. 그러면 비록 지금은 느리고 눈치 없고 어딘가 부족한 듯이 보이는 아이도 얼마든지 유능한 사회인으로서 책임을

---

* 2011년 자폐증 및 발달장애 저널(Journal of Autism and Developmental Disorders).

다하며 살아갈 수 있을 것이다.

DIR 플로어타임의 기능적·정서적 발달단계는 고기능 자폐 아동이 어려움을 보일 수 있는 각각의 인지 발달단계에서 필수적인 기본 역량을 설명하고, 이를 강화할 수 있는 전략에 관한 개별적인 아이디어를 제공한다. 아동이 인지적 능력을 고도화하고 이를 최대한 발휘하기를 원한다면, DIR 플로어타임에서 말하는 발달단계를 반드시 이해하고 이정표에 따라 아동을 도울 준비를 해야 한다.

정서 발달 역량(FEDC)의 이해

닥터 그린스판은 9개의 정서적·기능적 발달단계를 설명하였다. 그리고 이 발달단계들을 발달 이정표라고 표현했다. 각각을 마일스톤(이정표, 터닝플레이스)으로 표현한 이유는 각각의 단계가 아동의 삶에 주요한 전환점을 나타내기 때문이다. 발달단계들은 가장 기본적인 토대가 되는 자기 자신을 인식하고 세상을 인식할 수 있는 역량의 발달부터 시작하여, 자기 자신을 성찰하고 세상을 올바르게 해석하고 자신을 둘러싼 사회 안에서 자신의 가치를 세울 수 있는 가장 상위의 발달 역량까지를 설명한다. 각각의 발달단계는 다음에 오는 발달의 기반이 되고 또 도달해야 할 다음 발달 지점을 알려준다.

예를 들면 3단계 목표 지점에 가기 위해서는 반드시 1, 2단계의 지점을 지나가야 한다. 마치 고속도로 휴게소에서 필요한 연료를 넣고 휴식을 취하고 출발하면 다음 지점에 도착하는 데 크게 무리가 없는 것처

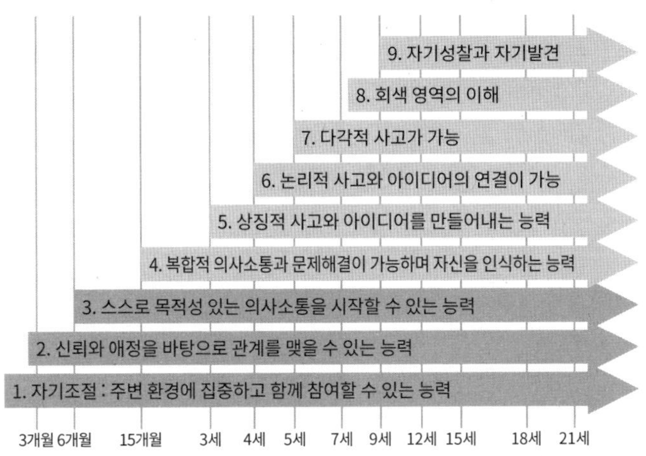

FEDC 발달 이정표

럼, 각각의 지점에서 필요한 역량을 충분히 준비하고 갈수록 쉽게 다음 지점에 도달할 수가 있다. 가다가 길이 좁아지거나 장애물이 있더라도 충분한 연료가 있고 컨디션이 좋다면 다음 지점에 훨씬 더 안정된 상태로 무사히 도착할 수 있을 것이다. 당연히 가는 길이 즐겁고 내가 가고 싶은 길이라면 더 쉽게 갈 수 있다. 가다가 길이 너무 막히거나 심한 문제가 생겨도 돌아와서 잠시 쉬어 갈 수도 있다. 하지만 다른 길로 빠진다면 어떻게 될까? 길을 잃어버리고 헤맬 것이고 잘못하면 더 어려운 길로 갈 수도 있다. 또한 이전 단계들은 지나갔다고 끝나는 것이 아니라, 이후 목표 지점으로 나아가기 위한 이정표의 역할을 계속해 준다는 것이 매우 중요하다.

의미 있게 보아야 하는 것은 각각의 단계는 반드시 지나가야 한다는 점이다. 상위 단계의 발달이 출현하기 위해서는 하위 발달의 모습이

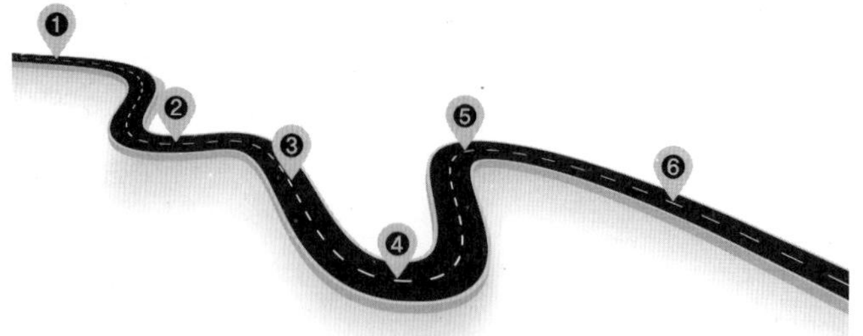

❶ 세상에 대한 조절과 관심 — 초기 출현 0~3개월

❷ 참여하기와 관계 맺기 — 초기 출현 2~7개월

❸ 의도적 양방향 커뮤니케이션 — 초기 출현 3~10개월

❹ 복합적 의사소통 및 공동 문제 해결 — 초기 출현 9~18개월

❺ 상징 사용 및 감정적 아이디어 생성 — 초기 출현 18~48개월

❻ 논리적 사고와 아이디어 사이의 연결 고리 만들기 — 초기 출현 36~40개월

FEDC 길

반드시 먼저 나와 주어야 한다. 즉 상위 발달은 반드시 하위 발달을 디딤돌 삼아 출현하는 것이므로, 원하는 상위 발달을 이루기 위해서는 하위 발달단계를 더욱 견고하게 해야 한다. 위의 그림을 보면, 다음 상위 단계로 가기 위해서는 반드시 지나가야 할 하위 단계의 지점이 있다는 것을 쉽게 이해할 수 있다,

이러한 역량은 개별적으로 보이는 것이 아니고, 서로서로 영향을 미치며 겹쳐 나타난다. 또한 개인에 따라 발달 속도와 그 양상이 다를 수도 있기에 개별화된 도움 전략과 지원은 필수적이다.

 고기능 자폐·ADHD 아이를 위한 플로어타임 가이드

자신을 인식하고 타인과 관계를 맺을 수 있는 안전감과 조율 과정, 그리고 유아기 트라우마

사회성이란 개인이 사회적 환경에서 다른 사람과 효과적으로 상호작용하고 의사소통할 수 있게 해주는 다양한 기술, 행동 및 속성을 가지고 관계를 구축 및 유지하고, 다른 사람과 협력하며 사회 집단 내에서 기능하는 것을 말한다. 사회성이 발달하기 위해서는 우선 자신을 인식할 수 있어야 하며, 자신을 둘러싼 주변 사람과 환경을 인식하고 그들과 자신과의 관계를 인식하며 탐색할 수 있어야 한다. 이 중 하나라도 불분명한 것이 있다면 사회성 발달은 시작부터 문제에 부닥치게 된다. 왜냐하면 사회화[*] 과정은 다른 사람의 행동과 그러한 행동의 결과를 관찰하는 것에서 시작하여, 관찰한 것을 모방하고 내면화하는 과정에서 학습되는 것이기 때문이다. 관찰 학습 과정에서의 불확실성, 불분명함, 그리고 불안함은 사회적 행동의 형성을 방해하는 가장 주요한 요소가 된다.

FEDC 1, 2단계의 발달을 어렵게 하는 원인은 불안과 관계의 부족

왜 아이들은 불안감을 느낄까?

부모가 최선을 다하여 안전한 환경을 제공하고 아이를 위해 노력함

---

[*] Albert Bandura. 사회학습이론.

에도 왜 아이들은 불확실함과 불안함을 느낄까? 아주 드문 경우를 제외하고는, 자신의 아이에게 의도적으로 불안을 경험하게 하거나 아이를 위험에 빠뜨리려고 하는 부모는 없다. 대부분 부모는 자신들의 입장에서 가장 안전한 환경과 최선의 돌봄을 제공한다. 그러면 어디에 문제가 있는 것일까? 문제는 그 안전한 환경의 기준이 '부모의 입장'이라는 데 있다.

아이에게 제공하는 안전함은 아이의 입장에서 그 안전함과 확실성이 보장되어야 한다. 아이들이 느끼는 안전함의 정도는 같은 상황에서도 아이마다 다르다. 예민한 아동일수록 그리고 표현이 별로 없는 '순한' 아이일수록 아이가 느끼는 감각의 역치는 일반인과 차이가 있다. 아이가 발달상의 어려움을 겪고 있다면, 그리고 아이가 매우 예민하다면, 아이의 주변 환경과 아이가 받는 감각적 자극의 양과 종류에 매우 세심한 주의를 기울여야 한다. 아이에게 제공하는 환경과 자극은 결코 어른의 눈높이로 결정해서는 안 된다. 아동의 특성을 고려하지 않은 채 부모의 눈높이에 맞춰진 환경을 지속해서 제공한다면, 이는 유아기 트라우마 생성의 커다란 원인이 된다.

아이는 자기 주변에 누가 있고 무엇이 있는지 그리고 내가 그들에게 어떤 의미인지, 내 영향력은 어디까지인지 등을 명확히 인식할 때 안전감을 느낀다. 그리고 주변과 조율할 수 있는 여지가 생기게 된다. 주변과의 조율 과정에서 신체적 접촉이나 친숙한 사람과의 눈맞춤을 통해 자신을 보살펴 주는 타인을 인식하면서 사회적 유대감, 신뢰, 애착을 발달시킨다. 아이는 더욱 자기 감각을 개발하고 확고히 하면서 애정 어린 관계를 맺어 나간다. 사회화 과정은 이렇게 시작된다.

흔히 사회성의 발달을 위해 의도적으로 조기에 어린이집에 보내는 경우가 있는데, 이는 사회성 발달의 맥락을 전혀 이해하지 못하는 단편적 사고이다. 사회성의 발달은 매우 복합적인 요인의 통합 과정이기 때문이다. 게다가 모든 아동은 각각 다른 특성이 있다. 한 아동에게 효과가 있는 것이 다른 어린이에게는 적합하지 않을 수 있다. 가장 이상적인 시나리오는 부모가 자녀의 특수성과 어린이집의 질 및 가족의 상황을 고려하는 균형 잡힌 접근 방식을 시도하는 것이다. 그리고 무엇보다 아이의 건강한 사회성 발달을 위해서는 부모와 아이 간의 원활한 상호작용이 필수로 전제되어야 한다.

아이가 예민하고 일반적인 발달과 다른 양상을 보인다면 집 밖의 사회적 상황에 노출하는 것보다 집과 같은 안정된 환경에서 친숙한 주변인과 관계를 형성하는 것이 우선이다. 아이의 특성을 고려하지 않은 채 일찍 사회로 내보내는 것은 교육이 아니라 끔찍한 학대가 될 수도 있다. 게다가 머리가 좋고 기억력이 좋은 고기능의 자폐 아동은 그때 상황을 트라우마로 기억할 수도 있다. 유아기에 만들어진 트라우마는 이후 소년기에 마주친 사회적 상황에서 자기조절을 유지해야 할 때 불필요한 긴장감을 유발하여 아동의 사회적 상호작용을 힘들게 하거나 이를 거부하게 할 수 있으므로 매우 유의해야 한다.

자발적으로 이루어지는 목적적인 주고받기(FEDC 3단계)

뇌 구조의 발달은 사회적 상호작용으로 시작된다

친숙한 사람과 애정 넘치는 관계를 맺은 아이는 가족 구성원과 더 많이 상호작용하기 시작하고, 자기 존재에 대한 효능감을 높이게 된다.

자기 존재에 대한 효능감을 높이는 것은 이후 가정이 아닌 다른 곳에서 이루어지는 사회적 상호작용에서 타인과의 관계를 지속해서 끌고 나가는 데 큰 영향을 준다. 자신이 주도해 본 경험이 없는 아동은 문제해결에서도 늘 소극적인 태도를 보이고, 스스로 해결할 기회를 얻지 못하기 때문에 결핍이 더 심해질 수 있다.

자신의 목적을 분명히 표현하고 여러 번의 주고받기가 가능해지면 그 과정에서 타인에 대한 의식 수준이 점점 높아지게 되며, 뇌는 상호작용이라는 패턴을 기억하고 데이터화하기 시작한다. 주고받는 서클(상호작용 패턴)을 인식하는 것은 아동의 뇌 발달에 있어서 필수적인 과정이다. 친숙한 성인과의 안정적이고 반응적인 관계 안에서 적절히 입력된 감각과 반응에 의해 뇌 발달의 기초가 튼튼하게 구축된다.

하버드 대학아동발달센터의 보고에 따르면, 주고받는 상호작용은 뇌 구조를 형성한다. 영유아가 옹알이, 몸짓 또는 울음으로 자신을 표현할 때 어른이 눈맞춤, 말 또는 포옹으로 적절하게 반응하면 어린이의 뇌에서 의사소통 및 사회적 기술의 발달을 지원하는 신경 연결이 구축되고 강화된다. 이때 성인의 반응이 신뢰할 수 없거나 부적절하거나 반응을 경험하지 못한다면, 뇌 구조가 손상될 수 있으며 이에 따라 신체적, 정신적, 정서적 건강이 손상될 수 있다. 주고받는 상호작용을 하지 못하면, 뇌는 발달에 필요한 긍정적인 자극을 받지 못할 뿐만 아니라 신체의 스트레스 반응이 활성화되어 발달 중인 뇌에 잠재적으로 해로운 스트레스 호르몬을 넘치게 한다.[*]

● Harvard University-Center on the developing child.
https://developingchild.harvard.edu/science/key-concepts/serve-and-return

 고기능 자폐·ADHD 아이를 위한 플로어타임 가이드

복잡한 의사소통의 시작은 인지 발달의 초석이다

목적성이 있는 주고받기가 가능한 3단계의 발달을 거치게 되면서 아동은 점점 더 감정을 분화시키고 타인에 대한 의식의 수준을 높이게 된다. 이때는 주고받는 소통이 길게 이루어지고 타인을 인식하면서 공동의 주제로 긴 대화가 가능해진다. 상호작용 과정에서 타인을 인식한다는 것은 사회화에서 매우 중요한 전환점이다. 사회성에서 비롯하는 문제 대부분은 타인에 대한 이해의 부족과 타인을 읽지 못하는 데서 시작되는 경우가 많다. 타인의 관점에서 생각하고 타인의 감정을 읽고 공감할 수 있다면 사회적 문제는 거의 발생하지 않을 것이다. 타인과의 사회적 문제를 읽어내고 해결할 수 있다면 사회적 규칙, 매너 및 기본적인 도덕적 가치에 대해 자연스럽게 모방을 통하여 사회화 과정을 거칠 수 있다.

언어의 구사가 자유롭고 인지 발달이 어느 정도 이루어진 아동도 이 단계에서 상호작용에 어려움을 호소하는 경우가 많다. 지능이 높은 아동 중 일부는 이러한 어려움을 크게 느끼지 못하고 지나가는 경우도 있는데, 나이를 먹으면서 점차 문제가 구체화되기도 하며 또 다른 문제행동과 정서 발달의 문제를 보이기도 한다. 어렸을 때 분화된 감정을 경험하지 못했거나 지나치게 과보호되어 자란 아이에게서 주로 이런 어려움이 관찰된다. 어릴 때는 주변의 도움으로 해결하였던 문제들을 고학년이 되면서 스스로 해결해야 할 상황이 되었을 때 이를 해결하지 못하고, 본인의 의지나 생각과는 다른 주변 상황을 극복하지 못하면서 받는 스트레스나 자존감의 상실 등이 불안감, 우울, 과도한 폭력과 학업 의지 상실 등으로 나타날 수 있다. 기억력이 좋고 머리가 좋은 아이들은 학습으로 기초적인 사회적 소통이나 규칙을 익힐 수도 있으므로, 특히 저학년 때는 잘 나타나지 않는 문제가 학년이 올라가면서 두드러지기도 한다.

이 문제는 주로 아동이 겉으로 드러나는 정서의 표현(affect)을 익숙하게 해석하거나 표현하지 못하는 결핍에서 생긴다. 그린스판 박사는 정서와 다른 처리능력 사이의 연관성을 탐구하였고, 이를 '정동장애'라고 표현하였다.[•] "공감, 심리적 사고, 추상적 사고, 사회적 문제 해결, 기능적 언어, 정서적 상호성 능력은 모두 정동이나 타인의 의도를 운동계획 능력과 새로운 상징에 연결하는 영유아의 능력에서 비롯된다."라고 하며, 이 문제를 해결하는 데 가장 핵심 요소는 '어펙트(affect)'라고 했다.

어펙트(Affect)

아동 발달에 가장 큰 영향을 미치는 'affect'는 '정동' 또는 '정서'라고도 불리는데, 감정, 기분, 느낌과 그 표현을 의미한다. 기쁨과 흥분에서 슬픔과 분노에 이르기까지 개인이 가질 수 있는 모든 감정적 반응의 범위로서 겉으로 드러나는 정동은 표정, 목소리 톤, 목소리의 강약과 리듬, 그리고 제스처 등으로 나타나는데, 이는 사람과 사람 사이의 관계 형성 및 유지, 의사소통에 큰 영향을 미친다.

• AFFECT DIATHESIS HYPOTHESIS : The Role of Emotions in the Core Deficit in Autism and in the Development of Intelligence and Social Skill. Greenspan, 1992, 1997b; Greenspan & Wieder, 1997, 1998, 1999; (Greenspan, 1979, 1989, 1997a).

사회적 문제의 해결

사회적 문제의 해결을 위해서는 어떤 하나의 행위가 다른 사람에게 어떠한 영향을 미치고 그것이 또 다른 결과를 가져온다는 인과관계에 대한 인식이 있어야 한다. 간단한 패턴이라면 암기로도 가능하겠지만 복잡하고 다양한 인간관계에서 모든 것이 암기한 대로 이루어지지 않는다는 것은 우리 모두 알고 있다. 근본적으로 타인의 정동을 이해하지 못하는 아동은 자기 행동이 타인에게 어떤 영향을 주는지 또는 타인이 보여주는 정동이 자신에게 어떤 의미인지 해석하기 어렵다. 그래서 정동이 충만한 소통이 이루어지지 못한 상태에서는 긴 소통도 어려울 뿐 아니라 감정적인 내용과 사회적 갈등의 해결이 불가능하다.

인과관계의 이해

인과관계에 대한 이해는 이후 인지 발달로 이어진다. '피아제'는 아이가 원인과 결과를 이해하면 문제해결, 비판적 사고, 논리적 추론과 같은 필수적인 인지 기술을 개발하는 데 도움이 된다[•]고 설명하였다. 아이가 특정 행동이 특정 결과로 이어진다는 것을 인식하면 사건을 예상 및 예측하고, 정보에 입각한 결정을 내리고, 그에 따라 행동을 조정할 수 있다고 하였다. 사회적 의사소통과 문제해결에 참여하는 능력은 인과관계를 이해해야 발휘되고, 이는 같은 발달 선상에 존재하며 서로가 서로에게 영향을 미치는 지표가 된다. 사회성의 발달과 인지 발달은 따로 분리되어서 존재하는 것이 아니며, 발달이라는 커다란 퍼즐 아래 밀접하게

• Piaget, J. (1954). *The construction of reality in the child*. Routledge

연결되어 있음을 알 수 있다.

시공간지각의 발달

다섯 번째 정서적·기능적 능력은 감정적 사고와 관련이 있는데, 이는 자기 생각과 행동을 표현하기 위해 감정을 사용하는 능력이다. 아이가 자신의 감정을 사용하여 주변 세계를 이해하고, 결정을 내리고, 행동을 조절할 수 있음을 의미한다. 자신이 좋아하는 것과 싫어하는 것 또는 할지 말지 망설이는 것 등 다양한 감정을 바탕으로 자신이 하고 싶은 것, 하기 싫은 것을 정하고 의견을 말하는 것이다. 이것은 사실에 근거하거나 누군가가 한 것, 아는 것을 말하는 것과는 다르다.

자기 생각과 감정을 이야기한다는 것은 보거나 들은 것 즉 자신이 직접 경험한 것과 이해한 것을 실제가 아닌 상황에서 추상적으로 만들어 낼 수 있음을 의미한다. 눈에 보이지 않는 경험과 머릿속에 있는 여러 생각을 다양하게 확장하고, 과거와 현재 그리고 미래까지의 시간적 개념과 다차원의 공감각까지도 확장할 수 있는 것이다. 이것은 인지 발달 과정에서 시공간지각의 발달과 매우 관련이 깊다. 시공간지각은 시각적으로 받아들인 여러 가지 정보를 공간적으로 이해하고 정신적으로 조작하는 것을 포함한다. 이 기술은 문제해결, 추론 및 기억을 포함한 다양한 인지 작업에서 근본적인 역할을 한다.

이는 자기를 조절하거나 앞으로 살면서 일어날 많은 일에 대해 중립적인 위치를 취하거나 다른 사람의 처지를 이해하는 등 다양하고 복잡한 인간관계를 이해하는 데 기본이 된다. 예를 들어, 친구의 물건을 가져가면 도둑질이 되고 어떤 벌을 받을 수 있다는 것을 꼭 실험하지 않아도 알 수 있다. 굳이 바다에 가서 바닷물을 먹어보지 않아도 소금을 맛봄으로써 바닷물이 짜다는 것을 알 수 있는 것과 같은 이치이다.

추상적, 상징적 사고의 발달이 어려운 아동은 사실적인 것에 매우 집착하고 통상적인 사회적 규칙을 이해하기 어려워한다. 이들은 모든 것을 실험하려고 하며, 스스로 경험하지 않은 것에 관한 정의나 개념을 가지는 것을 어려워한다. 지원이 있다면 논리적 사고의 발달로 이어질 수 있지만 눈에 보이지 않거나 인간관계같이 논리나 수학으로 해석하기 어려운 사실에 관해서는 이해하기가 어렵기 때문에, 자신을 이해하는 환경에서는 즐겁게 학업과 생활을 할 수 있지만 그렇지 않은 곳에서는 함께 생활하기 어렵고 적응하기 힘들다.

자기 생각에 논리를 더하는 FEDC 6단계

감정 인식과 논리적 사고

5단계가 자신의 사고와 행동을 표현하는 단계라면, 6단계는 자신의 사고에 논리적 구조를 만들고 참조할 수 있는 단계이다. 현실을 바탕으로 현재의 복잡한 상황을 이해하고 그에 따라 미래를 예측하고 계획할 수도 있다. 타인에 대한 더 깊은 조율과 함께 정서적, 논리적 사고를 표현할 수 있기에 타인을 공감하고 자신과 타인의 감정이나 행동, 의도에 관해 설명할 수 있다. 논리를 이해하기 위해 많은 질문을 하고, 스스로 이해하기 위해 구조를 만들고, 비교나 예측도 가능하다. 고기능의 자폐 아동은 가시적인 논리성이 발달했기에 추상적 사고가 바탕이 된다면, 깊은 인지적 활동이 가능하고 매우 우수한 학업 성적과 결과를 만들어 낼 수 있다.

다양한 관점에서 생각하기(FEDC 7단계)

다중 요인과 삼각적 사고

다양한 관점에서 생각한다는 것은 말 그대로 상황, 이슈 또는 문제를 다양한 관점에서 고려하고 이해하는 인지적 능력이다. 이 단계는 나와 너뿐만 아니라 제3, 제4자의 입장이 되어 사고를 확장하고, 그에 따라 유연하게 상황을 해석할 수 있는 보다 넓은 의미의 사회적 문제 해결 능력을 포함한다.

다양한 사회적 그룹과 폭넓은 활동을 위해서는 나만의 편견이나 선입견보다는 상황에 따라 다른 사람들의 입장을 해석할 수 있는 통찰력을 가져야 한다. 상황을 지엽적으로 보지 않고 큰 그림으로 보게 되면 이해의 폭도 넓어질 뿐 아니라 매우 창의적이고 효과적인 해결책을 찾을 수 있다. 당연히 타인과의 의견 불일치나 극단적 대립을 피하고 갈등을 최소화하는 데 도움이 된다.

자폐적 성향의 사람들은 극단적 논리에 매우 강하고, 큰 그림으로 산을 보기보다는 그 안에 있는 나무들을 세부적으로 보는 경향이 있다. 타인과의 갈등 상황에서도 상황을 전체적으로 바라보지 않고 눈에 띄는 것을 세부적으로 보면서 극단적으로 상황을 해석하려고 하기에 문제가 발생했을 때 해결이 매우 어렵다. 그래서 극단적으로 상황을 크게 키우거나 반대로 스스로 그 상황을 만들지 않으려고 소극적으로 행동하기도 한다. 의견의 일치점을 찾지 못한 것에 좌절하고 스스로 비하하거나 반대로 타인을 혐오하는 방식을 선택하여 상황을 벗어나는 경향도 있다.

열린 마음으로 다양한 것을 받아들이고 남과 다른 것을 긍정적으로 바라보려고 노력해야 하는데, 이를 위해서는 본인 스스로 경험이 매우 중요하다. 아이러니하게도 자폐적인 아동의 경우 본인이 존중받지 못했다는 기억이 몹시 강한 경우가 많아 다중적 사고의 설득이 매우 어렵다. 결국은 아동기의 긍정적인 상호작용과 개인적 차이의 존중이 이후 상위 발달에 영향을 미친다는 것을 알 수 있다.

아이들에게 다양한 관점에서의 사고를 강요하거나 가르치기 전에 우리 스스로 그동안 얼마나 열린 사고로 아이를 대했는지, 우리가 얼마나 아이의 다름과 다양성을 존중했는지, 우리가 얼마나 우리의 이해의 폭을 넓게 조정했는지 돌아보아야 한다.

불확실성의 이해와 융통적 사고(FEDC 8단계)

비교 개념과 중간 영역의 이해

흑백의 세계관이 아닌 중간 영역 즉 회색 영역을 이해하는 역량이다. 이 세상 모든 일이 이쪽저쪽으로 나누어지는 것이 아니라 명확한 경계나 결정적인 답이 없는 상황이 있다는 것을 이해하고 탐색하는 능력이다. 이는 인간관계에서 늘 일어나는 복잡한 상황을 처리하고, 시시각각 주어지는 다양한 정보에 입각한 결정을 내리고 수정하고, 또 끊임없이 변화하는 세상에 적응할 수 있는 역량으로 이어진다. 성인이 될수록 우리는 루틴을 벗어난 별개의 범주 또는 그 경계에서 일어나는 일과 마주친다. 이때 상황을 문제없이 처리하고 해결하기 위해서는 미묘하고 유연한 접근 방식이 필요하다.

예를 들자면 윤리나 도덕성, 법률과 관습에 관한 문제, 개인적 가치관 및 문화적 차이의 문제 등이 포함될 수 있다. 극단적 논리 구조에 익숙하고, 눈앞에 보이는 사실에 매우 집중하는 자폐적인 사람들은 회색 영역을 선호하지 않거나 이를 이해하기 매우 어려워한다. 인지능력이 좋은 경우 간단한 문제는 학습으로 해결할 수 있지만, 깊은 관계나 여러 사람과 여러 상황이 얽힌 복잡한 문제에 부딪히면 어려움을 겪는다. 자폐적 성향의 사람들이 영업직이나 고도의 로비 활동, 외교 관계에 관련된 일보다는 연구직이나 전문직에서 성공하는 이유가 여기에 있다.

무엇보다도 열린 마음으로써 관점을 넓히고 지속해서 배우려는 자세가 필요하며, 불확실성과 변화하는 상황에 적응할 수 있도록 노력해야 한다.

성찰적 사고(FEDC 9단계)

내적 표준의 강화와 자기성찰적 의사소통

닥터 그린스판은 정서적 기능의 발달에서 최종 단계는 반성적으로 생각하며 스스로 자신에 대한 내적 기준을 세우는 것이라고 하였다. 반성적 사고를 한다는 것은 자신의 가치나 강점, 약점, 편견 등에 관해 더 깊이 이해한다는 것이며, 이러한 이해를 바탕으로 자기 내면의 기준을 세우는 한편 더 나아가 평가하고 조정할 수 있다는 것을 의미한다. 자신에 대한 내적 기준이란 자신의 신념, 개인적인 목표와 가치, 원칙 및 윤리적 기준 들을 의미한다.

외부에서 부과된 기준이 아니라 스스로에 대한 평가와 반성을 기준으로 원칙과 기준을 정한다는 것은 강한 자아의 실현이다. 따라서 자기 행동에 책임과 일관성을 지킬 수 있고, 외부의 어떤 압력이나 환경에도 영향을 받지 않고 자신을 지킬 수 있다.

그린스판은 일반적인 발달 과정에서는 이미 9~10세 정도면 이러한 자신의 가치와 기준을 정하기 시작한다고 이야기하였다. 자폐적 성향의 아동은 다소 늦어질 수 있지만, 그린스판의 정서적 기능 발달 과정을 충실히 따라온다면 이 단계의 역량을 청소년기에 충분히 발현할 수 있고, 이후 사회생활에서 자신의 가치를 지키면서 스스로 삶을 책임지는 훌륭한 사회인으로 성장할 수 있다.

개인 간 감각 체계 차이의

이해와 존중

— 아이가 스스로 자기 감각 체계에 전문가가 될 수 있도록 지원해야 한다

이전 책에서 DIR에서 중요하게 고려하는 개인 간 차이 특히 감각 처리의 다양성에 관해 자세히 이야기했던 바와 같이 개인의 독특한 감각 시스템(촉각, 청각, 미각, 후각, 시각, 고유수용감각, 내부수용감각, 전정감각)은 아동이 타인과의 관계에 참여하고 스스로 안정된 각성을 유지하는 데 큰 영향을 미친다. 안전감을 느끼지 못하는 아이는 스스로 조절하거나 타인과의 조율에 어려움을 겪을 수밖에 없다. 아동과의 원활한 상호작용을 위해서는 아동의 독특한 감각 체계를 이해하고 지원하는 것은 필수적이다.

의사소통이 가능하고 어느 정도 인지능력을 갖추고 있는 고기능의 아동이라면, 자신의 독특한 감각 체계를 스스로 이해함으로써 자신에게 맞는 전략을 스스로 찾아내고 스스로 문제를 해결할 수 있다. 따라서 주변 사람은 아동이 자기 자신에 관해 자발적으로 솔직하게 이야기할 수 있는 환경을 만들어주어야 하며, 이를 존중해야 한다. 아이가 싫어하거나 불편해하는 것들에 관해 공감하고 존중해야 하며, 결코 다름에 대해 비난하거나 부정적인 감정을 갖도록 해서는 안 된다. 문제를 해결하거나 극복할 방법을 함께 모색하는 과정에서 아이들은 더욱 자기 자신을 성찰할 수 있고 자신감을 얻음으로써 자발적으로 사회적 관계를 맺을 수 있게 된다.

남과 다르다는 것은 결코 옳고 그름으로 정의할 수 없다. 그것은 너무나 당연한 일임을 인정해야 한다. 같은 작업을 할 때도 어떤 사람은 서서, 어떤 사람은 앉아서 하는 것이 편할 수 있다. 어떤 사람은 조용한 곳에서, 어떤 사람은 시끄러운 곳에서 더 편안함을 느낄 수 있다. 어떤 학생은 대그룹 활동을 선호하고, 어떤 학생은 소그룹이나 일대일 세션을 선호할 수 있다. 이것은 마치 어떤 아이는 수학을 좋아하고, 어떤 아이는 음악이나 체육을 좋아하는 것과 같은 맥락이다.

아이가 어떤 일을 수행할 때 어느 부분에서 자신의 에너지가 소모되는지 스스로 관찰하고 그것을 자각하도록 도움을 주자. 그리고 스스로 에너지를 덜 소모할 수 있는 방법을 찾아 조정할 수 있도록 격려하고, 또 어떻게 에너지를 충전해야 하는지도 스스로 알 수 있도록 도와주자. 아이가 자신의 감각 특성을 자각하고, 이에 대해 문제를 던지고, 스스로 문제를 해결할 방법을 찾는다는 것은 한편으로 자신을 성찰할 수 있다는 뜻이며 다양성을 인정하고 있음을 의미한다. 이것은 이미 정서적·기능적 발달단계에서 7, 8, 9단계에 도달하는 것이다.

아래와 같은 대화 주제는 고기능 자폐로 진단받은 청소년 또는 성인이 자신의 감각 체계에 대해 전문가가 될 수 있도록 도움을 준다.

1. 나는 어떤 곳에서 어떤 일을 할 때 가장 힘이 들고 쉽게 지치나?

2. 나는 어떤 일을 할 때 기분이 좋고 재충전이 되는가?

3. 내가 불안해지고, 스스로 조절하지 못하게 될 것 같은 순간은 언제인가?

4. 그런 순간이나 사건을 미리 방지할 수 있는 계획은 무엇인가? 또는 만일 그런 일이 생긴다면 나는 어떻게 해결할 수 있을까?

작업을 계획하고 순서를 정할 수 있는 능력

운동계획과 순서화(Motor Planning & Sequencing)

운동계획(Motor Planning)

언어를 사용하여 짧은 대화가 가능하지만, 도무지 길게 대화를 이어나가기 어렵고 학습능력도 떨어진다며 아이를 걱정하는 부모들이 있다. 이 아동들은 인지평가를 하면 매우 낮은 결과가 나오거나 경계선 지능으로 평가되는 경우가 많다. 그 이유는 현재 이루어지는 인지평가가 대부분 평균적인 아동의 발달 기준에 맞추어져 있고, 독특한 감각처리의 어려움을 가지고 있는 아동의 개인적 차이를 고려하지 않기 때문이다.

'운동계획'이란 작업에 필요한 계획을 생각하는 능력과 이를 현실화하기 위한 작업 동작을 계획하고 실행하는 능력을 의미한다. 언뜻 듣기에는 학습 및 대화 기술과 관련이 없어 보일 수 있지만, 이와 근본적으로 관련된 신경학적 및 인지적 과정으로 인해 전반적 발달과 학습능력에 영향을 미친다. 운동계획기능은 시퀀싱(Sequencing : 사건이나 단계의 연대순을 이해하고 논리적으로 배열할 수 있는 능력. 특정한 순서로 사건, 행동

 고기능 자폐·ADHD 아이를 위한 플로어타임 가이드

또는 정보를 이해하고 구성하는 능력을 의미한다)과 더불어 아동의 인지 및 언어 발달의 다양한 측면에 매우 중요하며 전반적인 성장과 학습에 중요한 역할을 한다.

대화의 기술 측면에서 볼 때 운동계획기능이 손상되거나 발달이 떨어지면, 상대방의 말을 듣고 대답하거나 이에 반응하는 기본적인 과정을 수행하지 못한다. 자신이 의미하는 바를 효율적으로 전달하기 위해 다양하게 사용할 수 있는 어펙트(제스처, 톤, 표정)도 사용하기 어렵다. 또한 운동기능은 소리와 단어를 형성하는 데 필요한 정확한 움직임을 포함하는 음성 생성 조정에 영향을 주기 때문에 언어장애 또는 불분명한 언어 패턴을 초래하여 대화 기술에 악영향을 줄 수 있다.

교육 환경에서 운동계획기능의 결손은 글씨 쓰기, 그림 그리기와 같은 활동 및 도구 사용이나 물건 조작과 같은 미세 운동 기술과 관련된 활동에도 영향을 미치며 정확한 움직임이 필요한 작업을 완료하는 데 어려움을 초래할 수 있다. 결국 아동의 전반적인 학습 경험에 영향을 미치는 것이다. 예를 들어, 잘못된 운동계획으로 인해 필기를 잘 못한다면 메모하기가 더 어려워 정보를 흡수하고 유지하는 데 그렇지 않은 아이들보다 잠재적인 어려움을 겪을 수 있다. 결국 운동계획은 주로 신체활동을 조직하고 실행하는 뇌의 능력과 관련되지만, 이 과정은 주의력, 순서 결정, 문제해결과 같은 인지 기능과 밀접하게 연결되어 있음을 알 수 있다.

운동계획의 어려움을 극복하기 위해서는 적절한 신체활동을 규칙적으로 실행하고, 필요한 치료적 지원을 받는 것이 중요하다. 그러나 개별 운동 기술이나 기능 향상에만 초점을 두기보다는 발달이라는 큰 틀

속에서 상호 연결성을 인식하고 전체적인 접근을 고려해야 한다. 즉, 언어 유창성을 위해 발음을 기계적으로 반복하게 하거나, 쓰기에 어려움이 있다고 해서 반복적인 쓰기 연습만을 시키는 대신, 아동이 좋아하는 방식으로 말을 많이 사용할 수 있는 상호작용을 늘려주는 것이 필요하다. 또한 그림 그리기, 만들기, 악기 놀이 등 아동이 즐겁게 몰입할 수 있는 활동을 통해 손으로 작업하는 시간을 확장하는 것이 바람직하다. 운동계획은 전반적인 신체활동과도 깊게 연결되어 있기에, 아이가 몸을 활용해 활동하는 시간을 늘리는 것은 전체 발달에도 긍정적인 영향을 준다. 만약 쓰기 같은 특정 기능이 어렵다면, 억지로 강요하기보다 녹음이나 다른 방식을 활용해 학습과 소통을 돕는 전략을 사용할 수 있다.

어린 시절 고유감각이나 전정감각의 어려움으로 신체 움직임이 미숙하게 발달하고 충분한 움직임 경험을 쌓지 못했다면, 이는 운동계획 역량의 발달에 영향을 줄 수 있다. 따라서 안정된 근위 감각(전정감각, 고유수용, 촉각)의 발달은 반드시 선행되어야 하는 필수 요소이다.

순서화 능력(Sequencing)

운동계획이 특정 신체 움직임이나 행동을 실행하는 방법에 관한 전략, 계획, 순서를 개발하는 과정이라면, 시퀀싱은 개별 동작을 특정 순서로 배열하여 원하는 목표를 달성하기 위해 일련의 운동 동작을 구성하는 것이다. 여기에는 행동의 순서를 기억하고 행동 사이를 원활하게 전환하는 데 필요한 인지 기능이 포함되기 때문에, 더 높은 수준에서 복잡한 과제를 수행할 수 있는 능력이라고 할 수 있다.

시퀀싱 기술이 부족하면 상황을 정리하고 조직화해 결론을 내리는

　　　　　고기능 자폐·ADHD 아이를 위한 플로어타임 가이드

논리적 사고가 어렵고, 인과관계의 연결도 원활하지 않아 전반적인 학교 생활(조직생활)에 어려움이 따른다. 사회적 상황이나 학습 환경에서 자신의 의견을 진술하거나 이야기를 구성하는 것, 긴 대화를 이어가거나 토론에 참여하는 것도 힘들며, 예상치 못한 사회적 상황에 직면했을 때 문제해결도 원활하지 않아 부수적인 문제를 일으키기도 한다. 학년이 올라갈수록 논술이나 에세이, 긴 수학 문제를 풀어야 하기에 성적이 떨어지고, 복잡한 작업이나 과제가 주어질수록 부담을 느껴 자기 효능감을 잃을 수 있다.

아동의 시퀀싱 발달을 지원하기 위해서는 단순한 암기나 반복 학습으로 수행을 유도하기보다는, 아동이 스스로 할 수 있는 기회를 주고 동기를 부여하는 활동을 늘려야 한다. 아동이 잘하는 것, 관심 있는 활동이나 주제로 순서를 정하게 하거나 스토리를 만들게 하고, 아동이 활용할 수 있는 감각을 이용한 보조 도구로 게임을 하는 것도 도움이 된다. 남이 시켜서 억지로 하는 것이 아니라 스스로 도입하고 결정하며 결과까지 만들어내는 일련의 활동을 적극적으로 지지하고 격려해야 한다. 무엇보다 부모는 개입과 도움, 결과에 대한 칭찬과 과정에 대한 격려를 혼동하지 않아야 한다. 개입보다는 도움, 결과보다는 과정에 대한 격려가 필수적이다. 시퀀싱 발달 역시 운동계획과 마찬가지로 안정된 신체 인식과 공간 경험을 바탕으로 하므로, 아동의 전정감각과 고유감각에 대한 지속적인 발달 개입이 필요하다.

시공간지각(Visual Spatial)

시각-공간 지각이란 눈으로 들어온 대상을 뇌가 공간적으로 해석하는 과정이다. 즉, 눈으로 본 정보를 공간 안에서 어떻게 지각하고 이해하며 조작할 수 있는가 하는 능력을 말한다. 우리는 직접 보고 있지 않아도 어떤 사물과 그 위치를 정신적으로 시각화하고, 그 사물을 움직이거나 조작할 수 있다. 그래서 직접 가보지 않아도 지도를 보면 위치를 떠올릴 수 있고, 내가 경험한 일이나 본 것, 들은 것은 물론이고, 심지어는 보거나 경험하지 않은 것도 다른 사람에게 설명할 수 있다. 이 능력이 뛰어나면 지도를 읽거나 퍼즐 맞추기, 물체 조립 같은 기하학적 개념의 이해가 빠르고, 건축이나 공학, 외과 분야에도 능숙할 수 있다.

어린아이가 시각 처리에서 어려움을 겪으면 시공간지각 발달에도 영향을 받을 수 있다. 시각 놀이를 할 때 놀잇감을 얼마나 적절히 움직이고 조직하는지 살펴보면 아동의 시지각 능력과 시공간지각을 짐작할 수 있다. 시공간지각의 발달에는 신체 도식의 이해가 반드시 수반되는데, 신체 스키마 발달에 문제가 있으면 본 대상을 공간에 배치하거나 조직하는 데 어려움을 겪을 수 있다. 따라서 자기 신체에 대한 감각 인식 발달이 우선되어야 하고, 촉각, 전정감각, 고유수용감각이 함께 발달해야 한다. 이를 보면 각 감각은 개별적으로도 역할을 하지만 서로에게 영향을 미친다는 것을 알 수 있다.

시공간지각이 잘 발달하면 모방을 잘하고 어떤 상황에서도 적응력이 높다. 그러나 발달이 더딘 경우, 가장 먼저 드러나는 문제는 물리적으로 예상치 못한 상황에서의 문제 해결력 부족이다. 주변 환경에서 얻은 정보를 머릿속에서 재구성하여 공간에서 어떻게 행동해야 할지 떠올리지 못하면, 목적이 없어 보이고 산만하며 어설퍼 보이는 상황이 나타날 수밖에 없다. 청소년기에 이런 모습은 또래에게 따돌림이나 놀림으로 이어지는 경우가 많다.

대부분 시공간지각에 어려움이 있는 아동은 일반적인 학습 환경에 잘 맞지 않는다. 시각 자료 중심의 교습 상황에서 집중하지 못하거나 과제를 이해하지 못해 혼란스러워하며, 쓰기나 메모에 서툴고 글이 많은 책을 읽고 내용을 파악하는 것을 힘들어한다. 수학에서는 공식을 혼동하거나 기호를 무시하고, 긴 문제 풀이 과정을 따라가지 못하기도 한다.

이 어려움은 학업뿐 아니라 일상생활에도 이어진다. 자신의 행동 결과를 예상하지 못해 물건 챙기기나 주변 정리를 못하고, 공공장소에서 어색하거나 서투른 모습을 보이며, 이를 자각하지 못해 신변 관리에도 소홀해지기 쉽다. 따라서 아동이 성장해 새로운 환경으로 진학할 때 더 큰 스트레스를 받을 수 있다.

반대로 시공간지각이 유별나게 발달한 아동이라면 어떨까? 이러한 경우는 드물지만, 주변에서 배우지 않았는데도 갑자기 글을 읽거나 한 번 본 것을 곧바로 기억하는 아동을 가끔 볼 수 있다. 이런 아동들은 순간적인 시각적 포착 능력이 매우 뛰어나 보인다. 어린 시절에는 탁월한 학습능력과 성과를 보일 수도 있다. 그러나 포착한 상황을 지속해서 그려내고 조직화하는 것은 또 다른 영역과의 통합이 필요한 문제이므로, 전혀 어려움이 없다고 말할 수는 없다.

시공간지각에 어려움이 있는 아동을 지원하기 위해 가장 먼저 필요한 것은 부모가 아동의 신호를 이해하는 것이다. 유아기에 기거나 걷기가 늦거나, 신체 협응력이 부족하거나, 수 개념에 어려움을 보이거나, 언어 발달이 지연되는 경우 등은 아동의 시공간지각에 도움이 필요하다는 신호이며, 조금만 관심을 기울이면 알아차릴 수 있다. 아동은 활발한 상호작용을 통한 놀이 활동을 통해 시공간지각을 충분히 향상할 수 있는 기회가 많다.

아동이 학교에 진학하더라도 저학년 과정에서는 아동의 특성을 고려해 지원할 수 있는 전략이 다양하다. 교실 안에서 아동을 압도할 수 있는 시각적 디스플레이나 차트 등 시각 자원을 줄여주고, 점차 적응할 수 있는 시간을 주며, 하나하나 내용을 충분히 이해하도록 돕는 방식이 필요하다. 이는 특히 발달 과정에 있는 저학년 아동의 특성을 감안할 때 필수로 고려되어야 하며, 교사와 학교 차원의 도움과 이해가 필요하다. 새로운 전달 사항이나 개념을 배울 때 말로만 설명하거나 지시하기보다 시각·청각 보조 자료를 활용하고, 단계별로 명확한 형식으로 제공하며, 실험 가능한 자료를 최대한 사용하는 것이 효과적이다. 이렇게 할수록 학생들은 더 잘 배우고 학업에 적극적으로 참여할 수 있다.

고학년이나 청소년기의 아동은 자신의 학습 스타일을 잘 이해하게 되면 메모지를 활용하거나 자신만의 루틴을 정해 스스로 조율할 수 있다. 또한 시지각적 특성을 살려 보완점을 찾아내면 훨씬 더 고차원의 인지 활동이 가능하다.

표상적 사고와 구체적 사고

표상적 사고는 물리적으로 존재하지 않는 대상, 아이디어, 개념 또는 경험을 정신적으로 표현하고 조작하는 인지능력이다. 이는 개인이 직접 인식할 수 있는 즉각적인 환경을 넘어 사물에 대해 사고하고 이해할 수 있도록, 마음속에 정신적 이미지와 상징, 개념을 형성하는 능력을 포

 고기능 자폐·ADHD 아이를 위한 플로어타임 가이드

함한다. 표상적 사고는 인간 인지의 기본 측면으로, 기억·문제해결·창의성·추상적 사고 등 다양한 인지 과정과 밀접하게 연결되어 있다.

표상적 사고의 반대는 '구체적 사고' 또는 '문자적 사고'로 설명된다. 자폐인은 대체로 구체적 사고를 선호하고 편안하게 느끼며, 추상적이거나 상징적인 사고에는 잘 참여하지 못하는 경우가 많다. 직접 인식할 수 없거나 물리적이지 않은 개념을 이해하는 데 어려움을 겪고, 은유나 가상의 상황, 복잡하고 추상적인 내용을 받아들이는 데에도 어려움이 따른다. 구체적 사고는 범위가 제한적이고 단순하며 사실에 기반한 방식으로만 정보를 처리하기 때문에 학령기 초반까지는 훈련과 학습을 통해 학업 성과가 나타날 수 있다. 그러나 상징적·추상적 의미의 탐구를 요구하는 학습 영역에서는 한계가 뚜렷하다. 자폐적 성향을 보이는 아동들이 인문·사회 영역보다는 수학이나 물리 같은 분야에서 더 두각을 나타내는 이유도 여기에 있다.

전반적인 사회적 문제 해결 능력 부족

문제해결 능력이 크게 떨어지는 경우, 일이 원하는 대로 되지 않거나 잘못되었을 때 문제를 해결하려 하기보다는 비타협적인 태도, 호전적인 태도(밀어붙이기), 혹은 회피로 반응하는 경우가 많다. 이러한 반응은 문제를 더욱 악화시키고, 결국 더 큰 비타협성·호전성·회피로 이어지는 지속적인 악순환의 고리를 형성하기도 한다.

경직된 사고와 배타적인 관심사

융통성의 부족은 편협하고 배타적인 관심사로 드러나는 경우가 많다. 사고가 지나치게 경직되어 사건을 흑백으로만 바라보려 하다가 일을 포기하거나 앞으로 나아가는 데 어려움을 겪기도 한다.

부모도 알아채지 못하는 사이에 아동이 경험하는 트라우마

어린 시절의 트라우마가 발달에 중대하고 지속적인 영향을 미친다는 사실은 잘 알려져 있다. 이는 심리적·정서적·행동적·인지적 측면은 물론 신체적 발달에도 영향을 준다. 그런데 아동기 트라우마를 말할 때 우리는 종종 그것을 아동의 입장이 아니라 우리의 관점에서 해석한다. 말 그대로 트라우마는 육체적·정서적으로 고통스럽고 잠재적으로도 해로운 경험인데, 정작 아동의 시선에서가 아니라 성인의 시선에서 의미를 규정해 버리는 것이다.

어떤 한 가지 큰 사건, 예를 들어 물에 빠진 경험이나 교통사고, 부모와의 이별처럼 순간적이고 일시적으로 일어난 사건에 대한 트라우마는 누구나 쉽게 인지한다. 그러나 아동이 감각처리의 어려움으로 인해 지속적이고 반복적으로 겪는 불안정함과 불안감은 일반인이 알아채기 어렵다. 아동이 느끼는 이러한 불안과 불안정은 아동에게 엄청난 스트레스이며, 특히 이런 상황이 지속되고 예기치 않게 자주 발생한다면 트라우마로 이어질 수밖에 없다. 게다가 이런 경험은 매우 침습적이고 오랜 시간 쌓여간다. 부모나 양육자가 이를 전혀 인식하지 못한 채, 오히려 아이를 위해 열심히 한 어떤 시도가 의도와 달리 아동에게 트라우마가 되기도 한다.

자폐스펙트럼으로 조기 진단되어 여러 치료에 많이 노출된 아동의 경우, 그 치료 과정 자체가 오히려 트라우마가 되기도 한다. 심지어 말이 느린 아동에게 끊임없이 말을 걸거나 책을 읽어주는 행위가 어떤 상황에서는 트라우마로 작용할 수도 있다.

트라우마는 반드시 특정 사건으로만 생기는 것이 아니다. 아동의 입장에서 아동이 실제로 느낄 수 있는 정신적 스트레스를 고려해야 한다. 아이가 스트레스에 시달리면 뇌는 흥분 상태에 놓여 제 기능을 하지 못하고, 이는 운동 지연·학습장애·우울증·심장 질환으로까지 이어질 수 있다. 게다가 어린 시절 장기간 누적된 스트레스의 기억은 흐릿해도 오래 남으며, 심한 경우 분열성 장애 양상을 보이고 회복에도 긴 시간이 걸려 발달 과정에 장기적으로 더 큰 영향을 미친다.

자폐스펙트럼 성향의 아동 가운데는 어린 시절의 나쁜 경험이 기억으로 남아 트라우마로 작용하면서, 유사한 상황에서 기능이 저하되거나 사회생활에 어려움을 보이는 경우가 종종 있다. 또 오래된 사건을 갑자기 떠올리며 마치 현재 일어난 일처럼 기억해 흥분하는 모습도 나타난다. 아동의 감각처리를 이해하고, 그에 따른 특별한 요구를 존중하며 지원하는 것만이 이 문제를 해결할 방법이다. 이를 위해서는 아동을 바라보는 부모와 주변 사람들의 관점 전환이 필요하다.

고기능 자폐와 흔히 동반되거나 혼동되는 정신장애

고기능 자폐 아동은 일반적으로 발달하는 아동보다 정신질환을 겪을 가능성이 더 높다. 연구에 따르면* 이들은 불안장애, 우울증, ADHD, 강박장애(OCD), 기분장애 등 다양한 정신 건강 문제에 노출될 위험이 상당히 큰 것으로 보고된다.

	일반 발달 어린이 유병률 요약	자폐 어린이 유병률
불안장애	7~20%	40~50%
주의력결핍 과잉행동장애	5~10%	28~50%
적대적 반항장애	2~16%	30%
우울증	2~8%	10~53%

● 1. Costello, E. J., Egger, H. L., & Angold, A. (2005) : A review of the prevalence of anxiety disorders in children and adolescents from large-scale epidemiological studies. Costello, E. J., Egger, H. L., & Angold, A. (2005). "10-year research update review : The epidemiology of child and adolescent psychiatric disorders : II. Developmental epidemiology." *Journal of the American Academy of Child & Adolescent Psychiatry, 44*(10), 972~986.

2. Attention Deficit Hyperactivity Disorder(ADHD), Polanczyk, G., et al. (2007) : A systematic review Source : Polanczyk, G., de Lima, M. S., Horta, B. L., Biederman, J., & Rohde, L. A. (2007). "The worldwide prevalence of ADHD : A systematic review and metaregression analysis." *American Journal of Psychiatry, 164*(6), 942~948.

3. Ghandour, R. M., et al. (2019). "Prevalence and treatment of depression, anxiety, and conduct problems in US children." *The Journal of Pediatrics, 206*, 256~267 ; American Academy of Child & Adolescent Psychiatry (2013) : Depressive Disorders.

4. Thapar, A., Collishaw, S., Pine, D. S., & Thapar, A. K. (2012). "Depression in adolescence." *The Lancet, 379*(9820), 1056~1067.

5. Simonoff et al. (2008). Study on Psychiatric Disorders in Children with ASD.

6. Mazefsky et al. (2011). Review on Psychiatric Comorbidities in ASD.

7. Lugnegård et al. (2011). Study on Anxiety and Depression in Adults with High-Functioning Autism.

8. Mattila et al. (2010). Study on Co-occurring Disorders in Children with Autism.

9. Postorino et al. (2017). Meta-analysis on Anxiety in ASD.

 고기능 자폐·ADHD 아이를 위한 플로어타임 가이드

고기능 자폐 아동 가운데는 처음에 ADHD로 오진되었다가 나중에 자폐로 진단되는 경우가 흔하다. 감각 민감성과 실행기능에 어려움이 있다는 점에서 매우 유사하기 때문이다. 스트레스와 트라우마적 경험은 과잉행동, 충동성 및 부주의 증상을 심화시키고 집중을 방해해 ADHD 증상을 악화할 수 있다. 또한 스트레스에 대한 민감성과 예민함 때문에 불안을 자주 경험했던 아이들에게 불안장애는 충분히 예상되는 동반 질환이다. 사회적으로 고립감을 느낀 아이라면 자존감 저하와 절망 역시 피하기 어렵다. 스트레스가 누적되면 상황은 더 악화된다. 사회적 오해, 감각적 과부하, 적응 실패가 반복적으로 쌓이면 결국 트라우마로 이어지고, 우울감이 심해지는 것도 자연스러운 결과라 할 수 있다.

적대적인 분노와 공격성은 해결되지 않은 트라우마의 반응으로 나타나는 경우가 많다. 감정을 말로 표현하기 어렵고, 들어주는 사람도 없다고 생각되면 분노가 쌓여 갑작스레 폭발할 수 있다. 괴롭힘과 놀림 같은 부정적인 사회적 경험이 반복되면 분노와 원망이 커지고, 이것이 해결되지 않으면 공격성으로 이어질 수 있다. 특히 가까운 부모에게 적대적이고 반항적인 태도로 드러나는 경우도 적지 않다.

위 표에는 없지만, 정신분열과 유사한 증상을 보이는 경우도 있다. 무의식 속에 잠재된 트라우마, 특히 초기 트라우마는 정신분열증을 포함한 정신병 발병 위험을 높일 수 있다는 보고가 있다. 흔하지는 않지만 해리적 경험이나 왜곡된 사고 패턴 같은 정신질환적 양상이 나타나기도 한다.

고기능 자폐 아동을 위한 플로어타임 원칙과 적용 방법

고기능 자폐 성향 아동을 위한 플로어타임의 적용 방법도 원칙과 크게 다르지 않다. 무엇보다 아동에 대한 존중과 이해가 선행되어야 한다. 이해와 존중 아래 아동의 정서를 따라가면서 자발성을 이끌고 자존감을 키워주는 데 집중한다면, 그 아동은 누구보다 훌륭한 성인으로 성장할 수 있다.

핵심 결손의 이해

개인 간 차이의 이해에서 언급한 바와 같이 자폐 성향 아동에게는 독특한 특징이 있다. 사물과 사람, 그리고 상황을 바라보고 해석하는 방식이 다를 수 있다. 이런 차이를 처음부터 인정하지 않고 획일적인 기준에 맞추어 가르치려고 하면, 아동은 점점 더 기계적이고 수동적으로 자랄 수밖에 없다. 우리가 아는 표본의 틀에서 벗어나 고유한 차이를 존중하는 태도가 무엇보다 중요하다. 더불어 아동이 스스로 남과 다름을 인정하고 성찰할 수 있도록 도와주어야 한다.

고기능의 자폐 아동에게 흔히 나타나는 특징은 이미 많은 자료에서 찾아볼 수 있다. 아래는 그 예시다.

○ 목소리가 높고 독특한 어조, 또는 문구를 사용한다.

○ 지속해서 같은 질문을 반복하거나 들은 말, 읽은 문장을 반복하여 스크립팅한다.

○ 사물을 바라볼 때 흘겨보거나 다른 방식으로 스캔한다.

○ 성인과는 대화가 잘되고 관계도 잘 맺는 편이지만, 또래와의 관계 맺기도 어렵고 또래 친구를 만들지 못한다.

○ 문자 인식력이 뛰어나 한글, 영어, 심지어 한문 같은 것을 쉽고 빠르게 익힌다.

○ 숫자 세기를 좋아하고 때로 수학에 뛰어난 재능을 보이기도 한다.

○ 남들이 잘 모르는 전문적인 분야에 관심을 가지고 뛰어난 지식을 자랑한다.

○ 음감이 뛰어나다.

○ 좋아하는 음식과 싫어하는 음식의 구분이 명확하다.

○ 좋아하는 놀이나 작업에는 매우 뛰어난 집중력을 보이지만, 그렇지 않으면 산만한 모습을 보인다.

○ 운동할 때 민첩성이 떨어지며, 그룹 활동이나 운동을 선호하지 않는다.

○ 많은 사람이 모이는 곳보다는 소그룹이나 번잡하지 않은 곳을 선
　　호한다.

○ 내 것과 남의 것을 명확히 구분하지 못하고, 사람과 사람 사이의
　　공간을 지켜야 한다는 개념을 이해하지 못하는 것 같다.

○ 지시를 받았을 때 즉각 수행하지 못하고, 이를 실행하게 하려면 긴
　　설명이 필요하다.

○ 지나간 사건이나 학교에서 있었던 일을 순서대로 설명하기 어려워
　　하고, 때로는 대답을 회피한다.

○ 사실에 관해서는 서술적으로 잘 이야기하지만, 자신의 생각을 발
　　표하거나 질문을 받았을 때 엉뚱한 얘기를 하거나 생각을 표현하
　　기를 꺼린다.

○ 다른 사람의 말을 듣거나 상황을 보고 이야기하기보다는 자기주
　　장만 내세우는 경우가 많다. 그룹 활동이 맞지 않다고 생각하여
　　거부하거나 혼자 하는 활동을 선호한다.

위에 열거한 점들을 보면, 보기에 따라 매우 긍정적인 강점도 있으
며, 사회생활을 하는 데 결정적인 문제가 될 만한 기능적 결함도 아니다.
단지 남들과 조금 다르거나 어느 부분에서 호불호가 눈에 띄게 나타나
단체 생활에 어려움이 있을 수도 있겠다는 정도이다. 즉, 환경만 잘 갖추
어주면 큰 어려움 없이 학습과 자기 계발이 가능한 아동이다. 환경은 인
간이 만든 산물인데, 만물의 영장인 인간이 환경의 노예가 되어야 할까?
왜 우리는 환경에 어려움을 느끼는 아동을 위해 환경을 바꾸려고 하기보
다 아동을 환경에 억지로 맞추려고 하는 걸까?

전반적으로 보면 고기능 자폐 아동은 감각처리의 어려움을 가지고 있으나 뛰어난 지능으로 사회 규칙이나 언어, 지식을 습득한다. 이 아동들은 뛰어난 잠재력을 가지고 있다. 따라서 아동의 자율성을 키워준다면 얼마든지 결손 부분을 스스로 극복하고 당당히 설 수 있다. 이 아동들을 틀에 박힌 교육이나 훈련으로 내모는 것은 아동의 결손을 오히려 강화시키고 잠재력을 갉아먹는 일이다. 따뜻하고 진심 어린 이해와 정서가 넘치는 사회적 상호작용은 아동을 격려하며, 자기 능력을 발휘할 수 있게 하는 원동력이 된다.

풍부한 어펙트(Affect) 사용 촉진

그린스판 박사는 그의 논문에서 감정과 정서로 가득한 삶이 우리를 더 복잡하고 완성된 인간으로 발전시킨다고 하였다. 또한 자폐 아동이 겉으로 드러나는 정서의 표현(affect)을 능숙하게 해석하거나 표현하지 못하는 결핍으로 인해 어려움을 겪는다고 지적하며, 이를 정동장애라고 표현하였다.

미국 UCLA 심리학과 명예교수 앨버트 메라비언(Albert Mehrabian, 1939~)은 의사 전달의 구성 요소 가운데 청각적 요소(발음·톤·음성)가 큰 비중을 차지한다고 보고했다(시각 55%, 청각 38%, 언어 7%). 이 연구는 감정·태도를 판단할 때, 특히 말의 내용과 비언어 단서가 어긋나는 상황에서 시각·청각적 단서 의존도가 높아지는 것을 보여준다. 물론 이 수치는 특정 상황에서 도출된 것이므로, 모든 보편적 커뮤니케이션에 해당한다고 할 수는 없다. 그러나 분명한 것은 의사소통에서 비언어적 요

소가 그만큼 중요하다는 점이다. 정동의 표현과 그에 관한 이해가 없이
는 효과적인 의사소통이 이루어지기 어렵다는 것을 의미한다.

또한 정동은 인지 발달에 직접적인 영향을 미친다. 풍부한 정동은
아동이 경험하는 모든 감각 사건의 처리 과정에 관여해 의미를 형성하고,
그 의미는 인지로 등록된다. 감정적으로 등록된 경험은 쉽게 기억되고 오
래 남으며, 지속적인 관심을 끌어낸다. 감정적으로 충만한 관계에서 받은
격려와 관심은 힘들고 불편한 상황을 참고 도전하고 싶은 열망을 불러일
으킨다. 긍정적인 감정이 풍부한 관계에서는 학습과 창의성이 향상되지
만, 부정적인 감정이 지배하는 관계에서는 무관심과 불안감이 형성된다.

긍정적인 정동이 풍부한 상호관계는 특히 감정 처리와 관련된 편
도체, 실행기능과 관련된 전두엽 피질 등 뇌 발달에 영향을 미친다. 이는
기억력이나 감정 조절에 영향을 줄 뿐 아니라, 운동기능·인지 발달·시공
간 처리 등 다른 발달 영역의 원활한 통합을 촉진하고 유지한다. 결국
정동과 인지 발달은 서로 얽혀 있으며, 정서적 경험은 인지 과정에 영향
을 미치고, 인지 발달은 감정을 이해하고 관리하기 위한 하나의 틀을 제
공한다고 할 수 있다.

그러므로 아동과의 상호작용에서 정동을 풍부하게 사용하는 것
은 필수이다. 고기능 자폐 아동의 부모 중에는 전문직 종사자가 많고,
통계적으로 시크하며 논리적 사고를 중시하는 경우가 많다는 점은 현장
에서 일하는 사람들이 공통으로 느끼는 사실이다. 고기능의 자폐 아동
을 양육하는 부모들에게 꼭 전하고 싶다. 아이를 위해 생생한 감정을 드
러내고 정서가 풍부한 관계를 만들도록 노력하자. 마음속에만 담아두
는 정서보다 겉으로 드러나는 감정 표현에 충실해 보자. 감정을 드러내

　고기능 자폐·ADHD 아이를 위한 플로어타임 가이드

고, 때로는 아이처럼 혹은 바보처럼 아이에게 다가가 보자. 꼭 필요하거나 맞는 이야기가 아니어도 좋다. 시시하고 엉뚱한 이야기라도 아이와 함께 낄낄대며 즐겁게 나눌 수 있는 장난스러운 부모가 되어보자.

놀이를 위한 격려, 지지
그리고 애정 넘치는 활발한 대화는 필수

놀이란 무엇인가

많은 유아 학문이 놀이가 얼마나 어린이의 발달에 도움이 되는지 이야기하는데, 놀이는 어린이에게만 유용하고 효과적인 것은 아니다. 놀이의 정의는 "즉각적이거나 구체적인 목표 없이 즐거움, 오락, 레크리에이션을 하기 위해 개인이 참여하는 광범위한 활동 및 행동"이다. 즉 특정 연령대에만 관여하는 것이 아니며, 다양한 형태로 이루어질 수 있다. 놀이를 시간 죽이기나 목적성 없는 불필요한 행위로 치부하는 것은 매우 잘못된 견해이다. 놀이는 궁극적으로 인간의 웰빙을 증진하고, 사회적 결속을 강화하며, 필요한 기술과 인지 발달을 이끄는 중요한 기제로 작용한다.

고기능 자폐 아동의 부모 가운데 일부는 아이들의 인지적·사회적 결손을 개선하기 위해 훈련이나 학습에 몰두하면서, 놀이는 단순히 스트레스 해소를 위한 수단으로 최소한 허용하는 경우가 있다. 이는 놀이에 대한 잘못된 이해에서 비롯된 접근이다. 반대로 아이의 스트레스 해소를 위한 놀이를 정해주기도 하는데, 아동이 그 놀이를 즐기지 못하거나 스스로 선택한 놀이가 아니라면 오히려 부담과 스트레스로 작용할 수 있다.

　첫째, 놀이는 학습이 아니라는 편견을 버려야 한다. 놀이는 학습과 무관하다고 생각하는 것은 놀이를 잘못 이해하는 것이다. 학습은 시험 점수 같은 외부 요인이 아니라, 아동의 타고난 놀이 욕구를 활용할 때 가장 효과적으로 촉진된다. 아동에게 놀이는 주변 세계를 배우고 이해하는 가장 자연스러운 방법이므로 최대한 장려해야 한다. 어떤 놀이든 아동이 스스로 선택해 즐기는 놀이는 두뇌 발달을 자극하고, 사회적·정서적 기술을 향상하며, 자율성을 기르는 데 기여한다. 놀이를 통해 아이들은 가치 있는 경험을 하고, 이는 인지 발달의 토대가 되어 미래의 학습과 성장 발달의 기초가 될 기술을 형성한다. 또 놀이 과정에서 다른 사람과 자연스럽게 상호작용하며 언어 사용, 사회적 관계, 사회적 가치에 대한 이해와 기술을 익힐 수 있다.

　둘째, 놀이의 형식이나 형태에 제한이나 선입견을 두지 말아야 한다. 누구나 하는 놀이, 옆집 아이가 좋아하는 놀이, 부모가 어릴 때 즐겼던 놀이, 혹은 아이들은 이런 놀이를 해야 한다는 생각으로 선택에 개입하지 말자. 놀이는 자발적으로 동기가 부여되어야 하며, 더불어 즐겁다면 금상첨화다. 다른 사람이 아무리 즐기는 놀이여도 내가 원하지 않거나 해야 할 이유를 찾지 못한다면 의미가 없다. 오히려 억지로 하는 놀이는 고문이 될 수 있다. 반대로 어떤 사람에게는 전혀 놀이로 보이지 않는 것이 다른 사람에게는 충분히 놀이가 될 수도 있다. 놀이는 어디에서나 가능하며 신체활동, 상상놀이, 역할놀이, 만들기·조작하기 같은 표현놀이, 게임, 수다 떨기 같은 사회적 상호작용, 찾고 조사하는 탐색놀이, 협력놀이, 병렬놀이 등 다양한 형태로 나타난다. 혼자 하는 놀이와 함께 하는 놀이 모두 각기 다른 방식으로 발달의 여러 측면에 기여한다.

셋째, 놀이는 항상 즐겁고 재미있어야 하는 것은 아니다. 일반적으로 놀이라고 하면 즐거움만 떠올리지만, 놀이에는 도전·탐구·창의적 아이디어·학습의 요소가 포함되며, 이는 언제나 즐겁기만 한 것은 아니다. 예를 들어 레고 블록을 밤새워 조립하는 것은 즐겁다고만 표현하기 어렵지만, 그 과정에는 도전과 성취감, 동기, 자발성이 담겨 있다. 이런 경험은 즉각적인 즐거움은 아닐지라도 지적 자극을 주고 개인의 성장으로 이어진다. 청소년들이 즐기는 게임도 마찬가지다. 때로는 좌절감을 유발하지만, 어려운 문제를 해결했을 때 오는 성취감은 그 자체로 큰 보람이 된다. 또한 경쟁 과정에서 흥분, 초조함 같은 다양한 감정도 경험할 수 있다. 이처럼 놀이는 복잡한 감정을 탐구하고 표현할 수 있는 안전한 공간이 되며, 단순히 재미를 위한 것만이 아니라 개인의 발달을 위한 치료 효과와 가치가 있다.

고기능 자폐 아동의 놀이를 효과적으로 지지하기 위한 원칙

발달을 지원하는 효과적인 놀이는 특정 목표 달성에만 초점을 두는 것이 아니라, 아동의 전반적인 성장과 즐거움, 그리고 의미 있는 경험을 촉진하는 것이다.

다음은 고기능 자폐 아동과 놀이할 때 유의해야 할 점이다.

1. 안전하고 협조적인 환경을 조성한다 : 아동의 놀이를 방해하거나 제한하지 말고, 안전하고 협조적인 환경을 조성해 주자. 어떤 놀

이를 하든지 아동이 안심하고 놀이에 집중할 수 있도록 도와주어야 한다. 놀이 공간이 물리적으로 안전하고 위험이 없는지 확인하고 탐구와 창의성을 장려하는 자료와 리소스를 제공하기 위해 함께 찾아보고 도움을 준다. 놀이의 적절성을 판단하지 말고 자신을 표현할 수 있도록 정서적 지원을 제공하며, 잘하는 것이 아닌 열심히 하는 것을 칭찬해 준다.

2. 자율성과 선택권 허용 : 활동과 놀이 상대를 선택할 수 있는 자유를 주면 통제력과 주인의식이 고취된다. 자율성은 내재적 동기와 책임감을 높이기도 한다.

3. 구조화된 활동과 구조화되지 않은 개방형 놀이의 균형을 잡아주기 위해 나이에 맞는 흥미로운 활동을 소개한다. 놀이를 소개할 때는 관심과 호기심을 유발하도록 노력해야 한다. 멀티플레이어 게임과 그룹 활동은 사회적 기술, 협력 및 의사소통 능력을 기를 수 있지만 아이가 충분히 흥미를 느낄 수 있는 프로그램이어야 한다.

4. 잘하기, 승리하기, 정답 맞히기가 아니라 공유하기, 순서 지키기, 평화로운 갈등 해결을 장려한다.

5. 놀이 활동은 흥미를 유지하고 성장을 촉진할 수 있을 만큼 충분히 도전적이어야 하지만 좌절을 초래할 정도로 어렵지는 않아야 한다. 수준을 조절하는 데 도움을 주고 기술이 발전함에 따라 점차 복잡성을 증가시켜 성취감을 느끼도록 한다.

6. 창의력과 상상력을 촉진할 수 있도록 개방형 자료를 제공한다. 과도한 구조적 활동은 창의적 사고를 제한할 수 있으므로 피한다.

7. 도구 사용과 실험을 장려하여 문제해결 능력을 개발한다.

8. 놀이 과정에서 다양한 감정을 표현할 수 있도록 장려한다. 놀이는 감정을 표현하고 경험을 처리하는 안전한 배출구가 될 수 있다. 아동이 표현하는 모든 감정을 수용하고 공감하는 것은 아동이 타인의 감정을 이해하고 관리할 수 있도록 돕는 길이다. 아동에게 특정 감정을 강요할 필요는 없다. 아동의 감정을 존중하는 한편 더 다양한 감정을 가르치려면 양육자 역시 솔직하게 감정을 표현할 필요가 있다.

9. 장난스러운 행동과 감정의 본보기 : 부모는 놀이의 즐거움을 몸소 보여주며 감정 표현의 모범이 될 수 있다. 진심 어린 열정과 진정한 호기심을 드러내며 함께 놀이에 참여해야 한다.

10. 노력과 발전을 축하하고 격려한다. 결과에 집중하기보다는 놀이 중 보여주는 태도의 변화와 자발성, 노력을 격려하고 박수를 보낸다. 아동이 결과에 매우 집착하는 아동이라면 당연히 목표 달성을 칭찬해 줄 수 있지만, 그뿐 아니라 다른 점에서도 칭찬받을 수 있음을 경험시킨다. (기다리기, 설명해 주기, 타인 배려 등)

11. 반영 및 학습 : 놀이가 끝난 뒤에는 반드시 피드백 시간을 갖는다. 놀이 경험을 함께 이야기하며 이전과 비교하거나 앞으로의 계획과 바람에 관해 대화를 나눈다.

부모의 지속적인 지원

자폐가 있는 고기능 아동을 양육할 때는 지속적이고 사려 깊은 지원이 필요하다. 지시적이거나 부모 중심적인 접근은 아동에게 부정적인 영향을 미칠 가능성이 크다.

다음은 플로어타임에서 부모가 가져야 할 역할과 태도에 관한 몇 가지 권장 사항이다.

1. 자폐에 대한 올바른 인식을 위해 마음을 열고 지식을 습득한다. 시간을 내어 자폐스펙트럼장애(ASD)에 관해 배우고, 그 특성과 과제, 강점을 이해해야 한다. 본인이 믿고 싶은 사실이 아니라 전문적이고 객관적인 지식을 습득하는 것이 무엇보다 중요하다. 자폐라는 용어를 처음 접하는 부모들은 초기에 강한 부정을 하거나 과도하게 절망하기 쉽다. 이는 자연스러운 반응이다. 그러나 세상에 근거 없는 사실은 없으며, 해결책 없는 불가능도 존재하지 않는다. 근거 없는 정보나 즉각적인 감정에 휘둘려 아동의 평생에 영향을 미쳐서는 안 된다. 정보를 수집할 때는 객관성과 신뢰성을 중시하고, 무엇이 아동과 가족 전체의 미래와 웰빙에 가장 적합한 선택인지 깊이 고려해야 한다.

2. 자녀를 있는 그대로 수용한다. 아동의 강점과 능력에 집중하면서도 결점과 도움이 필요한 부분은 인정하고 해결책을 모색해야 한다. 자폐증은 아동 전체를 규정하는 것이 아니라, 아동의 한 측면에 불과하다는 점을 이해해야 한다.

3. 부모 자신의 감각처리 특성을 분석하고, 자녀와 맞추기 위해 어떤 점을 조절하고 노력해야 하는지 성찰한다. 아동 발달을 돕기 위해서는 우선 원활한 의사소통이 선행되어야 하며, 아동과의 공동 조절에 도움이 되는 요소와 상호작용을 늘릴 방법을 아는 것이 필수

적이다.

4. 커뮤니케이션 횟수를 늘린다. 아동의 발달에서 상호작용은 핵심
   이다. 아동의 선호와 리드를 존중하면서 효과적인 소통 방법을 찾
   고 횟수를 늘려야 한다. 맞고 틀림을 가르치고 고치기에 급급하
   기보다는 따뜻하고 애정 어린 마음과 느낌을 주고받는 데 집중한
   다. 말보다 눈빛, 표정, 다양한 소리, 제스처가 더 큰 도움이 되며,
   표현 언어가 미숙하다면 패드 등 대체 의사소통 수단을 고려할 수
   있다.

5. 예측 가능한 일상생활을 제공한다. 자폐 성향 아동은 일상과 예
   측 가능성을 선호한다. 체계적이고 구체적인 일과를 정하면 아동
   은 무엇을 해야 할지, 다음 순서가 무엇인지 알 수 있어 안정감을
   느낀다. 갑작스러운 놀이나 방문 계획은 피하고, 늘 자녀와 상의
   해 미리 알고 준비할 수 있도록 돕는다.

6. 아동의 개별 특성을 존중하고, 다른 아동과 비교하지 않는다. 모
   든 사람은 다르고, 자폐 성향 아동은 특히 독특하다. 자녀의 강점
   과 약점에 맞춰 양육 방식을 조정해야 하며, 특정 감각의 민감성을
   스스로 통찰할 수 있도록 돕고 함께 감각 친화적인 환경을 조성해
   야 한다.

7. 긍정적 강화는 필수적이다. 고기능 자폐 아동에게 자신감을 키우
   는 것은 삶 전반에 큰 영향을 준다. 자신감은 말로 주어지는 것이
   아니라 아동 스스로 느껴야 한다. 성과에만 보상하기보다, 작은
   변화와 도전을 성찰할 수 있도록 돕고, 아무리 사소한 것이라도
   인정하고 감탄해 주어야 한다. 이는 아이가 스스로 발전하도록 동

기를 부여하는 가장 효과적인 연료가 된다.

8. 자폐 아동은 대체로 운동계획과 시퀀싱에서 어려움을 겪어 일상생활에서 주변 정리나 생활 기술이 서툴러 보일 수 있다. 어린 시절에는 부모가 대신해 주는 경우가 많지만, 오히려 일반 아동보다 더 스스로 하도록 격려하고 독립적으로 처리할 기회를 줘야 한다. 반복할수록 능숙해지고 유연해진다. 다소 서툴고 마음에 들지 않아도 스스로 하도록 격려하며 인내심을 갖고 지켜보는 태도가 필요하다.

9. 교육 환경이나 놀이 환경 등 아동이 참여하는 환경이나 기관을 자주 바꾸지 않는다. 안정적이고 익숙한 환경이 발달에 훨씬 긍정적이다.

10. 철저히 자녀의 편이 된다. 부모는 '나의 편'이자 '가장 강력한 옹호자'라는 믿음을 아동에게 심어주어야 한다. 이 신념은 아동이 자신의 중요성을 인식하고, 부모의 철저한 신뢰와 사랑을 받고 있다는 확신을 통해 어떤 상황에서도 당당할 수 있게 한다. 실수하거나 잘못하더라도 그것을 인정하고 대화할 수 있다면 사회생활에 큰 문제가 없다. 부모의 무조건적 사랑과 믿음, 지원 등은 추상적 개념이라서 말로써 설명되고 인식하기 어렵다. 하지만 아동이 자신이 직면하는 어떤 어려운 상황에서도 부모의 사랑과 지원이 흔들리지 않는다는 것을 깨달으면, 자기 자신의 가치에 확신을 갖고 어느 곳에서나 당당할 수 있을 것이다.

11. 학교나 기관을 고를 때 학업 성취 중심보다는 아동의 전반적 발달을 지향하는 환경을 우선해야 한다. 교사에게 아동의 특성을 충분

 고기능 자폐·ADHD 아이를 위한 플로어타임 가이드

히 설명하고 협력을 구해야 하며, 기관이나 학교를 자주 바꾸지 않는 것이 바람직하다. 시험 성적이나 성과보다는 아동이 좋아하고 열심히 하는 활동을 칭찬하고 함께할 수 있도록, 학교와 부모가 협력해야 한다. 실제로 자녀에게 맞는 학습 환경을 위해 거주지를 옮기는 부모도 많다. 가능하다면 아이에게 가장 적합한 환경을 선택하는 것이 최선이다.

플로어타임에서 보는 학교의 역할

고기능 자폐 아동은 정상 발달 아동들과 함께 생활할수록 유리하다. 아동이 사회적·인지적인 어려움을 가지고 있다고 특수학교나 특수학급에 보내기보다는, 열린 교육 공간이나 지나치게 학습을 강요하지 않는 자유로운 학업 분위기에서 정상 발달 아동들과 함께 생활하도록 하는 것이 가장 이상적일 것이다. 경험하는 모든 것이 아동에게 학습되기 때문이다.

그렇다면 학교는 자폐 아동의 교육을 위해 어떤 역할을 해야 하는가? 사실 아직 우리나라의 일반 교육 현장에서 자폐 아동을 위한 지원 시스템을 크게 기대하기는 어려울지도 모른다. 그러나 점점 더 개선되기를 기대한다. 고기능 자폐나 사회적 의사소통장애가 있는 아동에게 학교는 포괄적이고 풍부한 교육 경험을 제공할 수 있도록 최대한 지원해야 한다.

하루빨리 우리나라 교육도 암기 위주의 결과 중심 교육에서 벗어나 전인적이고 개별적인 요구에 맞는 교육철학을 구현할 수 있게 되기를 바란다. 아이들은 기억에 기반한 학습을 이해할 수 있지만, 암기된 지식만으로 평생을 살아갈 수 없다는 사실은 누구나 알고 있다. 교육은 아이들을 규칙의 틀에 가두어 암기와 훈련만을 반복시키는 일이 아니다. 교육을 통해 아이들의 머릿속을 지식으로 채우려 하기보다, 유연하고 창의적이며 추상적으로 사고하고 문제를 해결할 수 있는 능력을 발달시켜야 한다. 학교 안에서 아이들은 지지와 도움을 받으며 끊임없이 새로운 문제에 도전하고, 자신만의 독특한 재능과 달란트를 안전한 환경 속에서 실현하고 경험할 수 있어야 한다.

DIR에서는 다음과 같은 학교의 지원 시스템을 권장한다.

1. 감각 지원 환경

각 아동이 겪을 수 있는 감각처리 문제를 인식하고, 감각 과부하를 최소화할 수 있도록 지원해야 한다. 아동이 스스로 감각 경험을 효과적으로 조절할 수 있도록 감각 친화적인 환경과 편의 시설을 제공해야 한다. 획일적인 교실 학습 환경이 아니라, 아동의 신체적 욕구에 맞는 융통성 있는 구성이 필수적이다.

2. 구조화되고 예측 가능한 환경

자폐적 특성을 가진 아동이 편안함을 느낄 수 있도록 구조화되고 예측 가능한 학습 환경을 조성하는 것도 중요하다. 일관된 루틴, 명확한 지침, 시각 자료 및 시각 일정은 불안을 최소화하고 학습을 촉진하는 데 도움이 된다.

3. 아동과 합의한 구체적인 목표와 전략

개별 아동을 위한 개별 교육 계획을 개발하는 노력이 필요하다.

교육 커리큘럼은 아동의 장점, 요구 사항, 학습 스타일에 맞게 조
정되어야 한다.

4. 긍정적 행동 지원 및 강화

부정적인 것을 수정하는 전략이 아니라, 긍정적인 행동을 강화
하는 지원 전략을 통해 문제행동을 관리하고 긍정적인 행동을 촉
진해야 한다.

5. 사회적 기술 개발

학업과 관련된 커리큘럼뿐 아니라 사회적 기술 개발과 또래 관
계 형성에 초점을 맞춘 프로그램을 통합해서 운영해야 한다. 사회
적 기술 훈련, 또래 멘토링, 그룹 활동 등이 사회적 상호작용과 의
사소통을 향상하는 프로그램이 될 수 있다.

6. 학부모와 가족의 적극적 참여

학부모와 가족이 적극적으로 참여하면 보다 개인화된 맞춤 지원
전략을 제공할 수 있다.

7. 교사 훈련 및 전문성 개발

자폐 아동을 효과적으로 지원하기 위해 증거 기반 전략에 대한
이해를 높일 수 있도록 지속적인 훈련과 전문성 개발 기회를 제공
해야 한다.

8. 전문 교육 및 지원

특수교사, 언어치료사, 작업치료사, 행동전문가 등 훈련을 받은
전문가를 충분히 배치하여 전문 교육과 지원을 제공해야 한다.

4장

고기능 자폐 아동의 FEDC 단계별 강화 전략

자폐로 분류되지만 어느 정도 자조와 학습이 가능한 청소년과 성인의 경우, 정서와 관계를 기반으로 하는 DIR 접근법이 그들의 기능 발달에 얼마나 효과적인지 의문을 제기하는 사람들이 있다. 훈련이나 학습, 그리고 직접적인 기술을 가르치는 것이 효과적이라고 생각하는 것이다. 특히 신체적으로 이미 성장한 청소년이나 성인은 '양육'의 범주에서 벗어났다고 여기기 때문에, 제한과 규율을 통해 훈련시키는 것이 더 효율적이라고 생각하기도 한다.

그러나 고기능 자폐 아동은 인지능력과는 별개로 사회적·정서적 발달에서 어려움을 겪는다. 이들의 사회적 발달을 효과적으로 지원하기 위해서는 단순한 정보 전달이나 기술 중심의 훈련만으로는 충분하지 않다. 오히려 정서 상태를 이해하고 자발적인 상호작용을 끌어내는 관계 중심의 접근이 핵심이다. DIR 플로어타임은 이러한 철학을 바탕으로 아동의 내적 동기를 존중하고, 감정과 관계 속에서 발달이 촉진되도록 돕는다. 정서와 관계를 기반으로 한 개입은 장기적으로 아동이 더 풍부하고 의미 있는 삶을 살아갈 수 있는 토대를 마련한다.

고기능 자폐 아동 및 청소년을 위한 중재에서도 가장 우선되는 원칙은 개인의 흥미와 관심에 맞는 기초적 의사소통 능력을 촉진하는 것이다. 기본적인 정서적 상호작용을 전제로 한 의사소통 능력이 확보되지 않으면 이후 발달을 촉진하기 어렵다.

연결과 소통 안정화

– 고기능 발달 강화를 위해 우선 다져야 할 정서기능

고기능 자폐 아동을 지원할 때 우리는 흔히 FEDC 발달 4단계 이상의 역량 강화만을 떠올리기 쉽다. 그러나 이를 이루기 위해서는 반드시 기본 정서기능 발달 영역인 FEDC 1~3단계의 역량이 안정적으로 보장되어야 한다. 1~3단계의 기본 발달 역량이 불안정하다면, 4단계 이상의 발달에 개입하는 것은 원칙적으로 매우 어렵다. 집을 지을 때 지반이 단단해야 공사가 수월한 것과 같은 이치다. 흔들리는 지반 위에 집을 짓는다고 상상해 보자. 짓는 사람도, 흔들리는 집도 불안할 수밖에 없다. 따라서 안정적인 하위 단계의 발달을 지원하는 동시에 상위 발달을 촉진하는 전략을 사용해야 한다.

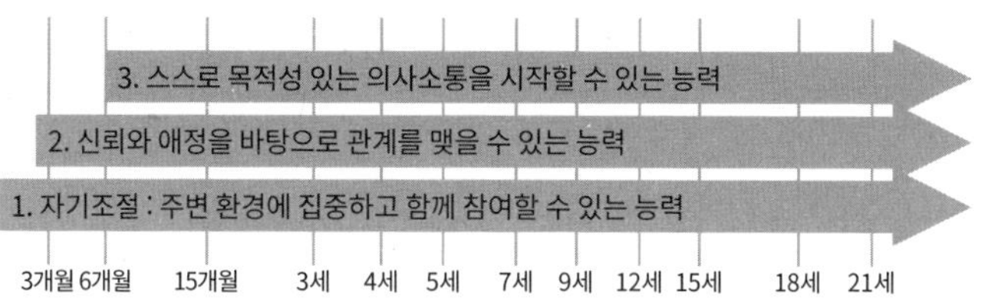

FEDC 3 관계를 맺은 타인과 목적 있는 의사소통을 시작하고 유지할 수 있는 역량

FEDC 2 세상과 관계 맺고 자신과 밀접한 사람들과 애정 어린 관계를 유지할 수 있는 역량

FEDC 1 주변 환경을 알맞게 인식하고, 환경에 맞게 자신을 조절하고, 세상에 관심을 가질 수 있는 역량

FEDC 1~3단계 발달을 위한 전략과 그 사례는 지난 책에서 자세히 소개하였다. 이 세 단계의 역량은 이후 인지 발달과 고기능 사회성 발달의 초석이 되므로, 언제나 염두에 두고 기본적으로 잘 이루어지고 있는지 확인하며 확고히 다져야 한다. 필요하다면 이 부분에 더 중심을 두어야 할 때도 있다. 어느 정도 의사소통이 가능하고 자기조절이 되는 아동이라도 상황에 따라 조절력이 떨어지고 스스로 어찌할 바를 모르는 어려운 순간에 빠질 수 있다. 이럴 때는 반드시 다시 원점으로 돌아가 아동의 긴장을 풀어주고, 스스로 회복할 수 있도록 돕는 전략을 사용해야 한다.

고기능 자폐 아동의 1~3단계를 이해하기 위한 사례

○ 사례 1

A는 바깥 놀이나 신체활동보다는 집에서 혼자 노는 것을 즐기는 아동이었다. 흔히 말하는 '말 잘 듣는 아이'였기에 부모와 갈등은 거의 없었고, 집에서도 혼자 잘 놀다 보니 부모는 문제를 인식하기보다 오히려 착하고 순한 아이라고 여겼다. 부모는 모두 전문직에 종사하는 직장인이었으며, 아동의 주 양육자는 외조모였다. 외조모는 집안 살림과 아이 돌봄을 맡고 있었다. 아동은 말이 늦었으나 남자아이이기 때문에 그렇다고 생각했고 크게 걱정하지 않았다. 어릴 때부터 부모와의 분리도 어렵지 않았고, 처음 보는 성인과도 친근하게 행동했기에 부모는 안심하였다.

아동은 숫자놀이, 보드게임을 좋아했고 혼자 책을 보며 노는 모습을 보면서 부모는 오히려 똑똑하다고 생각했다. 초등학교에 입학하기 전, 특별히 가르쳐 주지 않았는데도 글자를 읽고 기억력도 좋아 걱정하지 않았다. 처음 학교에 다닐 때는 즐겁게 다녔고, '똑똑한 아이'로 인식되었다. 그러나 학년이 올라갈수록 점점 외톨이가 되었고, 친구들이 함께 놀지 않는 A를 놀리는 일이 발생했다. 교사는 또래 사이에서 흔히 있을 수 있는 일로 간과하였다. 하지만 A는 점점 고립되기 시작했고, 교사의 지적이 있거나 상황이 자신에게 불합리하다고 느낄 때 과도한 문제행동을 보였다. 수업 중 연필로 같은 반 친구를 공격하려 하거나 이를 제지하는 교사에게 반항하기도 했다. 이 과정에서 ADHD 의심으로 부모에게 보고되었고, 이후 아스퍼거로 진단되었다.

이 사례는 어릴 때는 문제가 있다고 인식되지 않았던 고기능 자폐

"

아동이 실제 사회생활에서 겪게 되는 전형적인 어려움을 보여주며, 그것이 어떻게 발전할 수 있는지 알려준다. 일반적으로 부모는 아동의 언어나 인지 발달에 큰 문제가 없을 경우, 사회적 상호작용이나 놀이 패턴의 문제를 민감하게 보지 않고 나름의 기준으로 판단하기 때문에 문제의식을 크게 갖지 않는다. 이는 아동 발달을 겉으로 드러나는 기능만으로 판단하기 때문이다. 그러나 아동이 문제행동을 보이기 전에 개인적 차이를 분석하고 정서기능을 토대로 지원했다면, 아동의 문제행동은 크게 드러나지 않고 극복되었을 수도 있다.

문제가 드러나기 전의 아동 A를 분석하면, 발달에 영향을 주었을 수 있는 요인들을 아래와 같이 정리할 수 있다. 이는 아동의 현재 문제 상황을 이해하고 어떤 방향으로 도울 수 있을지에 대한 아이디어를 제공한다.

개인적 차이 관찰	발달에 영향을 미칠 수 있는 요인 추정	영향을 받는 FEDC 발달단계
움직임이나 운동을 싫어하고 집에서 조용히 노는 것을 즐긴다	매우 방어적인 감각처리 패턴 (촉각, 전정감각, 고유감각)	1단계 자기조절과 세상에 대한 관심
말을 잘 듣고 매우 순종적이다	방어적 감각처리 패턴	3단계 목적지향적 의사소통
혼자 노는 것을 즐긴다	방어적 감각처리 및 관계 맺기의 어려움	1단계, 2단계 관계 맺기
부모와 분리에 문제가 전혀 없었다	독특한 감각처리 및 정서적 관계 형성의 어려움	2단계 관계 맺기
또래에 관심이 없다	방어적 감각처리	2단계 관계 맺기, 3단계 의사소통
장난감보다 책을 좋아한다	방어적 감각처리, 운동계획의 어려움	
가르쳐 주지도 않았는데 글을 읽는다	독특한 감각처리, 우수한 기억력	
양육자와 상호작용 시간이 적었다	경험 부족	2단계, 3단계 발달단계

앞의 분석표를 보면, 아동에게서 관찰된 대부분의 어린 시절 행동 패턴은 FEDC 1·2단계 발달에 영향을 줄 수 있는 위험 요인을 지니고 있었음을 알 수 있다. 이는 아이가 뛰어난 기억력이나 독특한 인지능력(예 : 글자 인식)을 가지고 있더라도, 사회적·정서적 기능 발달이 안정적이지 못하다면 언제든지 위험에 노출될 가능성이 크다는 것을 보여주는 예라 할 수 있다.

FEDC 1~3단계가 안정적이지 않으면, 아동은 편안하고 익숙한 환경에서는 자기조절이 가능하지만 그렇지 않은 상황에서는 어렵다. 집은 늘 예측 가능하고 마음대로 할 수 있는 공간이지만, 학교는 새로운 사건이 끊임없이 발생하고 아동이 불편함을 느낄 수 있는 상황도 잦다. 또한 양육 환경을 고려할 때, 정서적 애착 관계가 충분히 강하게 형성되었다고 보기도 어렵다. 아동이 혼자 잘 놀고 인지에 문제가 없어 보였기 때문에, 가족들은 정서적 상호작용을 충분히 하기보다는 아동에게 맞는 환경을 제공하는 것으로 충분하다고 여겼기 때문이다. 특히 부모가 전문직에 종사할 경우, 문제 발생 가능성을 민감하게 인식하지 못할 위험이 크다. 즉 아동은 가정에서 사회적 문제상황을 거의 경험해 보지 못했을 가능성이 크다.

이 외에도, 아동이 성인과 거리낌 없이 지냈다면 상대 성인을 어떻게 인식했는지를 살펴볼 필요가 있다. 아동이 성인을 자신을 위해 존재하는 대상으로 여겼는지, 아니면 진정한 관계의 대상으로 인식했는지가 중요하다. 다시 말해, 자기중심적 사고 속에 상대를 위치시켰는지, 상호적 존재로 보았는지의 문제이다. 고기능 자폐 아동 가운데 성인과는 상호작용에 문제가 없으나 또래와는 어려움을 보이는 경우가 있는데, 이

　　고기능 자폐·ADHD 아이를 위한 플로어타임 가이드

때 아동의 관계 맺기 능력에 문제가 있다기보다는 또래 아이들의 문제가 아닌지 의심하기도 한다. 물론 경우에 따라서는 그럴 수도 있으나, 대부분은 아동이 성인을 필요의 대상으로 여겼기 때문이다. 아이가 청소년기에 이르러 성인이 더 이상 자기 말을 무조건 들어주지 않는다는 사실을 깨닫게 되면, 좌절하거나 분노하기도 한다.

이처럼 아동의 정서기능 1~3단계 발달이 제한적으로만 이루어진 상황에서는 상위 발달로 확장되는 데 어려움을 겪을 수밖에 없다. 따라서 부모나 치료사가 위와 같은 패턴의 아동을 돕기 위해서는, 언어나 인지에 문제가 없다고 판단되더라도 기본적인 정서기능 1~3단계 지원을 결코 무시해서는 안 된다. 상위 단계 지원을 중심으로 개입 전략을 적용하더라도, 먼저 아동의 개인적 차이에 대한 이해와 정서적 애착 관계를 견고히 할 수 있는 기본 놀이 활동과 일상생활 속 부모의 태도에 대한 지원이 반드시 병행되어야 한다.

○ 사례 2

아동 B는 늦둥이로 태어났다. 위로는 7살 이상 나이 차이가 나는 누나가 있었다. 누나는 매우 똑똑하였고, 어머니는 누나가 잘 자라주었기에 B를 크게 걱정하지 않았다. 아버지는 군인이었고 주말에만 만날 수 있었는데 성격이 엄격했다. 어머니는 누나를 돌보느라 바빠서 B를 어린이집에 일찍부터 보냈는데, 잠을 잘 자지 않아서 어려움을 겪었다. B가 3살이 되었을 때, 말을 잘 하지 않고 주로 혼자 뛰어다닌다는 보고가 있었다. 어머니는 B를 언어치료센터에 보냈고, B의 말은 조금 느는 듯 보였으나 동일한 질문을 반복하거나 묻는 말에 엉뚱한 대답을 하여 대화가 원활하지 않았다. 또한 잠시도 가만히 있지 못하고 위험한 행동을 하거나 누나의 물건을 가져가 망가뜨리는 일이 잦아 야단맞을 때가 많았고, 어머니는 점점 B를 양육하기 힘들다고 느꼈다. 주말에 아버지가 집에 왔을 때 B는 자주 야단을 맞았으며, 어린이집에서는 소리를 지르거나 다른 아이들을 때리는 등 폭력적인 모습을 보였다. 검사 결과 경계선 지능 및 ADHD 의심으로 진단되었다.

아동 B의 경우 집안 환경과 어머니의 성격으로 인해 B의 특징을 잘 알지 못하고 간과했던 것이 가장 큰 문제였다. 문제를 해결하기 위해 아동이 어린이집에서 보였던 행동과 환경적 특성을 바탕으로 아동의 개인적 차이와 특성, 발달에 미친 영향들을 분석해 보았다.

개인적 차이 관찰	발달에 영향을 미칠 수 있는 요인 추정	영향을 받는 FEDC 발달단계
세 살까지 언어가 많이 산출되지 않았고, 언어치료실에 다니면서 언어가 산출되었다	청각 처리, 전정감각 처리 어려움	1단계 자기조절, 2단계 관계 맺기, 3단계 목적적 의사소통
주로 뛰어다닌다	전정감각, 고유수용감각 처리 어려움	1단계 자기조절
동일한 질문을 반복한다	언어 발달 어려움	3단계 목적적 의사소통
엉뚱한 대답을 한다	수용언어, 시퀀싱 기능 부족	3, 4단계 의사소통
잠시도 가만히 있지 못하고 뛰어내리거나 매달리는 등 위험한 행동을 한다	전정감각, 고유수용감각, 시각 처리 어려움	1단계 자기조절
행동 통제가 어렵다	운동계획의 어려움	1단계 자기조절
아버지를 필요 이상으로 무서워한다	독특한 감각처리, 관계 맺기 어려움	1단계 자기조절, 2단계 관계 맺기
마음대로 되지 않을 때 소리를 지르거나 또래를 때린다	문제해결 능력 부족	1단계 자기조절~4단계 문제해결

아동 B의 프로파일에 의거하면 정서기능 1~3단계 발달에 대한 지원이 더욱 필요해 보인다. 아동의 행동 양식으로 볼 때 전정감각 및 고유감각 발달에 불균형이 관찰되며, 청지각과 시공간지각의 발달에도 어려움이 예상된다. 가정환경으로 인해 충분한 애착 관계가 형성되지 못했고, 그 결과 단순한 상호적 의사소통 경험도 매우 부족해 보인다. 따라서 B의 지원 전략을 수립할 때는 현재 드러나는 문제, 즉 행동 통제나 부적절한 사회적 행동의 교정에 초점을 맞추기 이전에 감각적 지원과 애착 관계의 재정립, 그리고 이를 바탕으로 한 단순한 주고받기(상호작용) 강화 전략이 반드시 선행되어야 한다.

고기능 자폐 아동의 정서기능 1~3단계를 지원하기 위한 '기 살리기' 전략

이때의 전략은 한마디로 '아동의 기 살리기'이다. 아동이 겪는 감각 처리의 어려움을 이해하고 존중하며 지속해서 도와야 한다. 즉 아동이 저항하는 것을 소거하는 방법, 미리 아동의 동의 구하기, 스스로 선택하게 하기, 해결 방법에 관해 의견을 교환하기, 대체 방법 찾기, 싫어하는 것을 스스로 조절할 수 있게 하기 등이다. 무엇보다 아동이 스스로 선택하고 주도적으로 활동할 수 있는 환경을 조성하는 것이 필수적이며, 잘하는 것보다 참여 자체에 중심을 두어 격려하는 것이 중요하다.

○ 제안 1

새로운 환경에 적응하기를 어려워하고 두려워하는 아동이 원이나 학교를 옮겨야 하는 경우, 부모는 아동이 스스로 원할 때 등원(등교)할 수 있도록 해야 한다. 그리고 그동안 무엇을 할지 함께 이야기해서 정하고 실행한다.

○ 제안 2

학교나 원과 미리 상의하여 아동이 갑작스럽게 도움이 필요할 때 취할 수 있는 전략을 마련해 둔다. 원하면 일찍 귀가할 수 있도록 하거나, 잠시 교실을 벗어나 있을 수 있는 공간을 마련하고, 아동이 편안해하고 좋아하는 것을 제공할 수 있도록 준비한다.

○ 제안 3

아동이 좋아하고 잘하는 과제나 과목을 매일 할 수 있도록 생활 스케줄을 짠다.

○ 제안 4

학교나 원과 상의해 아동이 자신의 어려움을 인식하고 스스로 이를 극복할 수 있는 전략을 세울 수 있도록 돕고 격려한다.

자기조절의 어려움은 내면의 불안과 자신이 안전하지 않다고 느끼는 경험에서 비롯한다. 아동이 자신이 주도적으로 주변 상황을 이끌 수 있고 스스로 조절할 수 있다는 것을 인식하게 되면 불안은 줄어들고, 관계에 대한 이해도 깊어지며, 당연히 소통도 늘어나게 된다.

사회적 문제 해결과 여러 가지 감정이 혼합된 복잡한 의사소통

FEDC 4단계의 이해

FEDC 4단계는 사회적 문제 해결과 여러 가지 감정이 혼합된 복잡한 상황에서의 상호작용이 가능해지고, 그 과정에서 정서적 좌절과 회복을 경험하는 단계이다.

자기조절이 이루어지고 어느 정도 쌍방향 의사소통이 가능해지더라도, 인간관계에서 발생하는 사회적 문제 해결은 여전히 어려울 수 있다. 특히 잘 알지 못하는 사람이나 또래와의 관계에서는 더욱 그렇다. 아직 타인을 살피고 이해하는 역량이 부족하고, 경험도 부족하기 때문이다. 이는 의사소통의 흐름을 길게 이어가지 못하는 약점과도 맞물린다. 사회적 문제 해결을 위해서는 의사소통의 흐름을 길게 이어가는 능력이 필요하다. 대화가 이어지지 못하고 단절된다면 사회적 문제를 해결할 수 없다. 반대로 의사소통을 길게 이어갈 수 있다면, 그 과정에서 사회적 문제가 자연스럽게 해결되거나 해결의 실마리를 찾을 수 있는 여지가 생긴다. 결국 의사소통을 얼마나 길게 이어갈 수 있는가는 개인의 역량, 의지, 동기의 산물이다. 그래서 우리는 의사소통의 고리를 30회 이상 길게 유지할 수 있는 역량을 지원하는 것을 가장 중요한 과제로 본다.

의사소통의 고리를 길게 이어간다는 점에서 FEDC 3단계와 4단계는 맥락을 공유한다. 주요한 차이점은 '문제해결'의 과제다. FEDC 3단계의 주고받는 상호작용이 아이의 주도와 정서 흐름을 따르며 즐겁게 반복되는 것이라면, 4단계의 상호작용은 아이의 주도와 정서 흐름을 따르되 언제나 즐겁지만은 않다. 여기에는 반드시 '문제해결'이라는 과제가 포함된다. '아동의 주도와 정서를 따르면서 어떻게 문제를 만들어내지?'라는 의문이 생길 수 있다. 그러나 아이의 주도를 존중하면서 동시에 도전 과제를 제시하는 것이야말로 DIR 플로어타임 접근법의 핵심 요소다.

먼저 자폐적 성향의 사람들에게 사회적 문제 해결이 공통적인 문제인 이유를 알아보자.

자폐 아동이 사회적 문제 해결에서 어려움을 겪는 이유는 무엇일까?

그린스판은 이 문제의 핵심적 결손을 정서적 신호를 이해하지 못하는 '정동결핍체질'이라고 하였다. 제스처, 표정, 목소리 톤, 보디랭귀지, 자세와 동작의 움직임, 시선 등을 잘 이해하지 못하면 타인과의 상호작

　고기능 자폐·ADHD 아이를 위한 플로어타임 가이드

용 경험이 부족해지고, 이는 자아감 발달에도 영향을 미친다고 하였다. 자신을 타인과 분리된 개인으로 인식하지 못하면 타인에 대한 인식과 존중을 기대할 수 없으며, 타인을 인식하고 존중하지 못한다면 사회적 문제 해결은 불가능하다. 따라서 무엇보다 건강한 자아감을 형성해 주체성을 확보할 수 있도록 도와야 한다. 자기 자신에 대한 정신적 인식은 물리적 인식에서 시작되며, 이를 위해서는 풍부한 감각 경험이 우선되어야 한다. 아동이 특정 감각에 예민해 받아들이기 어려워한다면, 부정적이거나 방어적인 감각 경험을 회복할 수 있도록 돕는 개입이 선행되어야 한다. 이는 꾸준하고 반복적인 감각 경험의 누적과 연습으로 이루어진다.

4단계 사회적 문제 해결 및 복잡한 의사소통 역량 발달 체크포인트

1. 하나의 주제로 의사소통의 서클이 20~30회 자주 이루어진다. (비언어적 표현 또는 문자 포함)

2. 자발적 모방 : 행동이나 제스처를 포함한 타인 모방이 이루어진다.

3. 수행 : 동작이나 과제를 순서대로 연결할 수 있다.

4. 아이디어 창출 : 새로운 생각을 이야기한다.

5. 다른 사람의 감정 이해 : 다른 사람의 감정에 관해 표현한다.

6. 다음과 같은 감정을 표현하면서 3회(3 circle) 이상의 의사소통을 주고받을 수 있다 : 타인에 대한 친밀감, 즐거움, 흥분, 화남, 적극적인 호기심, 공포, 분노, 불쾌감 등.

7. 사회적 관습이나 행동 규범을 인식한다.

4단계 사회적 문제 해결 및 복잡하고
감정 섞인 의사소통 역량을 높이기 위한 전략

단순한 목적 지향적 의사소통에서 한 걸음 더 나아가 더욱 긴 의사소통의 고리를 만들고, 그 과정에서 문제를 해결할 수 있는 도전 과제를 주는 것이 전략의 핵심이다. 이 과정에서 순서와 수행, 원인과 결과에 대한 패턴, 감정의 흐름, 여러 감각이 통합된 환경의 이해를 연습할 수 있다. 이는 사회적 문제 해결을 위한 가장 기본적인 핵심 역량이다.

1. 개인의 관심사와 행동에 대한 감탄과 존중, 그리고 감정의 공유
   가장 중요한 것은 대화나 놀이에서 아동이 주도권을 갖도록 하며, 진심을 다해 적극적으로 참여하는 것이다. 그러기 위해 온 마음과 몸을 써서 몰입해야 한다. 이때 핵심은 어펙트(Affect)의 사용이다. 어펙트는 내용을 풍부하고 의미 있게 만들어주어 모호함을 줄이고, 상호작용에 동기를 불어넣는다. 제스처를 과장되게 표현하거나 움직임을 크게 만들고, 목소리와 소리, 표정을 다양하게 활용하여 대화에 생동감을 더하고 기대감을 조성한다.

2. 모든 신호에 주의를 집중하며, 한 번 더, 한 번 더, 한 번 더 소통의 고리를 이어가기 위해 리듬이나 아동의 생물학적 특성에 맞는 독특한 페이싱을 만들거나 장난스러운 상황을 연출한다.

3. 아동이 주도적으로 문제해결을 위한 아이디어를 낼 수 있도록 기회와 발판을 제공한다. 보호자나 치료사는 상황을 설정해 개입하는 방식으로 참여할 수 있으며, 자연스럽게 문제가 발생할 수 있는

 고기능 자폐·ADHD 아이를 위한 플로어타임 가이드

환경을 미리 조성해서 활용한다. (예 : 선반 위에 장난감이나 아이가 찾는 물건 올려두기, 신발짝을 찾는 상황, 당연한 일상 상황 비틀기, 상징물의 사용)

4. 절대 먼저 해결책을 제시하지 않는다. 대신 해결의 실마리가 될 팁이나 힌트만 제공한다. 이때 풍부한 어펙트 사용은 필수다. 상황이 너무 어렵게 느껴지거나 동기를 잊어버리면 상호작용의 고리는 쉽게 끊어진다. 아동이 거부 의사를 표현하더라도 곧바로 수긍하지 않고, 조금만 더, 조금만 더 하는 마음으로 아동과 밀고 당기며 문제를 끝까지 함께 해결할 수 있도록 이끈다.

5. 치료사나 보호자는 솔직하게 자신의 정서를 표현하며 대화한다. 다양한 정서 경험을 위해 보호자나 치료자는 상황에 맞게 자신의 감정을 드러내어 의미를 더하고, 아동이 정서적 경험을 할 수 있도록 한다. 어펙트를 풍부하고 적절하게 사용해 문제상황에 의미를 부여하고, 최대한 감정을 공유할 수 있도록 이끈다.

자기 생각과 느낌을 말하면서 상호작용할 수 있는 역량

FEDC 5단계의 이해

아스퍼거나 고기능의 자폐 아동들을 유심히 보면 자기 생각과 느낌을 말하기보다는 알고 있는 지식이나 누군가에게 들었거나 읽은 것들을 이야기한다. 관심 있는 분야에 관해서는 많은 지식을 가지고 있고 말을 아주 유창하게 잘하는 경우도 있기에 잘 눈치채지 못할 수 있지만, 대화를 해보면 상대방의 말을 듣고 하는 말이 아니라 자기 얘기만 한다는 것을 느낄 수 있다. 학령기에는 지능이 평균 이상이고 학습능력이 있기에 이것이 크게 문제로 보이지 않다가 청소년기를 지나면서 이차적인 문제상황으로 발전될 수도 있다. 이는 사회적 의사소통의 어려움에서 비롯한다. 대학에 진학하거나 사회에 나가서도 인터뷰나 프레젠테이션에 어려움을 겪기 때문에 다른 사람과 의견을 교환하는 업무보다 전문적 기술이나 개인기가 중요한 일을 스스로 선택하여 크게 우수함을 보일 수도 있다. 하지만 사회적 의사소통의 어려움으로 인해 피해를 보거나 정신적인 충격을 받게 되면 반사회적 성향을 띠거나 우울증으로 빠져들 수 있기에 주변의 이해와 관리가 필수적이다.

자폐인은 왜 자기 생각을 말하기보다 사실에 더 집중하는 경향이 있을까?

자폐증은 광범위한 양상을 보여주는 스펙트럼장애이기 때문에 모든 자폐인이 동일한 특성을 나타내는 것은 아니다. 그렇지만 자기 생각을 논의하기보다 구체적 사실에 초점을 맞추는 것을 선호한다는 점은 일반적인 특성이다. 그 이유는 무엇일까? 자폐인은 감정이나 추상적 개념을 처리하고 논의하는 것이 어렵다. 이는 감각 민감성 때문이며 사실과 실질적인 정보에 초점을 맞추는 것이 그들에게 훨씬 더 편안하고 접근하기 쉬운 의사소통 방법이기 때문이다. 개인적인 생각이나 감정을 논의하는 것은 사실 정보를 제시하는 것보다 더 복잡하고 미묘하고 예측도 어렵다. 따라서 직접적이고 객관적인 토론을 선호하고 선택하는 것은 당연하다.

이렇게 구체적 사고만을 고집할 경우 좀 더 높은 기능의 사고를 요구하는 학습이나 토론이 어렵고 힘들어진다. 그래서 저학년 때 좋은 결과를 보이던 아이들도 고학년이 될수록 학업 성과를 내기 어려워지고, 이에 좌절하며 자존감도 떨어진다. 이 문제는 사춘기를 지나면서 또 다른 환경적인 문제와 결합하여, 예를 들면 부모와의 의견 충돌, 친구들과의 문제 등 제3의 문제로 확장되기도 한다. 이를 해결하기 위해서는 사실 어린 시절부터 자기 생각을 표현하고 스스로 사고하여 실행하는 경험을 많이 해야 한다. 그런데 불행하게도 오히려 이런 경험을 많이 하지 못하는 경우가 더 많은 듯하다. 대부분 가장 큰 이유는 부모의 교육 방침 때문이다. 혹시나 아이의 인지 발달이 떨어질까 두려워하여 부모들은 일찍부터 아이를 좀 더 교육으로 내모는 선택을 한다. 혹시 아이가 지적되거나 결함이 있는 아이로 찍힐까 무서워 좀 더 교육으로 무장시키는 것이다. 이 과정에서 아이는 스스로 선택하거나 스스로 사고할 수 있는 기회를 더 얻지 못한다.

아이가 사회적 발달에 어려움이 있다고 판단되거나 자폐적 성향이 있다고 생각될 때 가장 우선으로 고려해야 하는 것은 **아이의 자발성과 사고의 능력을 키워주는 것이다.** 교육을 하더라도 꽉 짜인 커리큘럼이 아니라 아이의 선택을 존중하고 스스로 사고력을 키울 수 있는 자율적인 커리큘럼이 바탕이 되어야 한다.

5단계 발달 체크포인트

1. 외부에서 습득한 정보가 아닌 자기만의 새로운 생각을 이야기하는가?

2. 새로운 감정을 표현하고 보여주는가?

3. 상징놀이, 가상놀이를 통해 상황을 연출하는가?

4. 제스처와 단어를 통합해서 감정을 표현하는가?

5. 멀티태스킹이 가능한가? 동시에 두 가지 이상의 생각이나 상황을

 고기능 자폐·ADHD 아이를 위한 플로어타임 가이드

이해하고 표현하며 설명할 수 있는가?

6. 규칙이 있는 운동/게임/환경을 이해하고 참여할 수 있는가?

스스로 생각하여 아이디어 만들기의 강화 전략

1. 가르치려고 하지 말자 : 아이의 생각과 아이디어를 최대한 존중하여, 가르치려는 생각을 버리고 듣는 데 집중한다. 놀이나 대화의 주체와 리더는 언제나 아이가 되도록 최대한 노력해야 한다.

TIP

아이가 스스로 자기 생각을 끌어내는 것이 어렵다고 생각되면 다음 세 가지 전략을 사용해 본다. 선택지를 제공하거나 힌트를 줄 수 있는 질문을 하거나 부모나 치료사의 의견을 슬쩍 첨가해 본다.

2. 친구가 되자 : 대화나 놀이를 할 때 부모가 아니라 친구나 캐릭터가 되어 상대방의 역할을 한다.

TIP

아이의 말을 되풀이 반영해 주기보다 최대한 대화로 끌어내 본다. 아이에게 익숙한 캐릭터(친구, 가족, 책이나 이야기 속의 등장인물) 역할을 하는 것도 좋다.

3. 아이가 경험한 것을 소재로 소통한다 : 아이의 경험을 활용하거나 되살려서 놀이하거나 대화한다. (일상생활, 학교생활, 외출해서 보았던 것 등)

아이가 잘 기억하고 있는 것, 그리고 최근에 일어난 이벤트일수록 떠올리기가 쉬우므로 성공 확률이 높다.

4. 일상을 드라마화해서 아이의 파트너로 놀이나 대화에 참여한다.

5. 놀이나 대화에 다양한 요소를 넣어, 플롯을 확장하는 방법으로 내용을 다양하게 끌어준다.

6. 놀이나 대화에서 긍정적 또는 부정적인 다양한 감정을 같이 탐색한다. (권위, 공격, 분노, 질투, 좌절, 실망 등)

부모나 치료사가 가르쳐주고 싶은 감정이 아니라 아이가 흥미 있어 하는 감정부터 마음껏 표현하도록 해준다. 감정을 강요하거나 가르치려고 하지 말고 알려주고 싶은 감정이나 정서가 있다면 부모나 치료사가 자신의 표현으로 모델링을 해야 한다. 이때 표정, 말소리, 제스처 등으로 최대한 어펙트를 강하게 사용해야 효과가 있다.

 고기능 자폐·ADHD 아이를 위한 플로어타임 가이드

생각과 느낌에 감정이 더해진
논리적, 추상적 사고 역량

FEDC 6단계의 이해

자신의 생각을 말할 수 있는 아동은 이제 연결형 문장을 구사할 수 있다. 예를 들면, '왜냐하면', '그러면', '만약에', '그래서' 등의 연결 어구를 사용할 수 있다. "나가서 놀고 싶어요!"라고 말하는 아이는 "재미있어서요." 또는 "미끄럼틀을 타고 싶어서요."라고 이유를 대답할 수 있고, "왜 화났어?"라고 물으면 "동생이 내 걸 망가뜨려서.", "엄마가 안 보여서."라고 대답할 수 있다. 즉 두 가지 이상의 아이디어가 조합되는 단계이다. 이것을 그린스판은 "상징을 결합하여 인과적으로 생각할 수 있는 단계"라고 하였다. *

---

* Greenspan and Sanker. (2004). The First Idea.

자폐증과 논리적 사고

사실 자폐증과 논리적 사고의 관계는 복잡하고 다면적이어서 정확히 한 가지 방향으로 결론 내리기 어렵다. 어떤 사람들은 자폐 성향이 있는 이들이 오히려 매우 논리적이라고 하며, 논리적 사고를 약점이 아니라 장점으로 보기도 한다. 그러나 많은 경우에 논리적 사고가 어려워 학습 부진으로 이어지는데, 이는 주로 아동의 운동계획 및 시퀀싱(수행 능력)의 어려움에 기인한다.

수학처럼 논리적 사고가 필요한 분야에서 특별히 영재성을 나타내는 고기능 자폐 아동의 프로필을 분석해 보면, 하위 단계(FEDC 3·4·5)가 아직 미숙함에도 6단계의 논리적 사고에서 매우 뛰어난 지표를 보이는 경우가 있다. 기본적인 사회적 상호작용은 못하지만, 사실에 근거한 논리적 사고에서는 두드러진 역량을 보이는 케이스이다. 이런 아동은 실제로 학교에서 좋은 성적을 내고 겉보기에는 문제가 없어 보이지만, 사회성이 부족하다는 평가를 받는다. 저학년일 때는 부모의 개입이 전제된 관계 속에서 큰 문제가 드러나지 않지만, 고학년이 되고 사춘기에 접어들면서 점차 또래와의 관계에서 갈등을 겪거나 상처를 받으며 또 다른 문제로 발전할 가능성이 있다. 즉 학습 영역에서 문제가 없고 특정 영역에서 논리적 역량을 발휘한다고 해서 모든 영역에서 그렇다고 볼 수는 없다. 이들은 주로 사실에 기반한 논리적 영역에서는 뛰어난 성과를 보이지만, 사회적 추론이나 추상적 개념 이해, 일상적 변화에 적응하는 데는 여전히 어려움이 있다.

따라서 자폐증과 논리적 사고의 관계는 자폐스펙트럼 내 인지 프로필의 다양성을 인식하는 것이 중요하다. 특정 영역에서 논리적 사고에 강점을 보이는 경우와 그렇지 않은 경우에 따라 접근 방식이 달라질 수 있다. 특히 FEDC 6단계의 논리적 사고는 사회적 추론에 초점을 맞추어 접근하는 것이 권장된다. 사회적 추론 능력이 향상되면 인지적 논리성의 발달에도 긍정적 영향을 미치기 때문이다. 사회적 추론에서의 논리적 사고가 개선된다면, 본래 가지고 있는 뛰어난 논리적 사고와 문제해결 능력이 발휘되어 세부 사항 분석, 패턴 인식, 논리적 추론이 필요한 영역에서 탁월함을 드러낼 수 있으며, 수학, 컴퓨터 과학, 공학과 같은 논리적·분석적 분야에서 크게 성공할 수도 있다.

자폐증과 추상적 사고

구체적인 사물이나 물리적으로 관찰하는 것 이상의 개념이나 관계를 이해하는 능력인 추상적 사고는 뇌가 아직 이 능력을 발달시키는 중인 유아기에는 제한적이다.

◆ 추상적 사고의 발달 체크포인트

○ 구체적인 물리적 대상이나 경험에 직접적으로 연결되지 않은 아이디어에 관해 말하는가?

○ 감정과 행동의 이유를 설명할 수 있는가?

○ 내 생각과 다른 사람의 생각을 비교하고 대조하는가?

○ 놀이 중에 등장 캐릭터의 동기를 파악하거나 감정을 예측하는가?

○ 보이지 않는 내면의 감정 즉 풍자, 속임수, 갈등을 인식하는가?

○ 세부 사항(나무)뿐만 아니라 광범위한 주제 또는 큰 그림(숲)을

이해하는가?

다음과 같은 예에서 우리는 아동의 추상적 사고 발달을 확인해 볼
수 있다.

	추상적 사고 발달의 예	추상적 사고 발달의 어려움
장난감이나 물건의 공유	"같이 놀자." 장난감을 나누어 놀면 친구도 좋고 나도 즐겁게 놀 수 있다는 것을 이해	"난 이 장난감이 좋아. 이걸로 놀 거야." 같이 노는 것을 선호하지 않음
척놀이	"이 상자는 우주선이라고 하자."	"이건 우주선이 아니야 빈 상자야."
규칙의 이해	교실에서 뛰지 말라는 규칙은 안전 때문이라는 것을 이해하고 지킴	이유를 파악하지 못한 채 상기해 줄 때만 규칙에 따름
공감	"오늘 ○○가 넘어져서 아파서 울었어."	타인의 상황을 이해하지 못하거나 무시
시간개념 이해	내일은 오늘과 다르지만, 곧 온다는 것을 이해	시간개념 자체를 이해하지 못함
문제해결을 위한 아이디어	문제를 해결하기 위해 다양하게 노력함(뚜껑 열기, 높은 데 있는 것 꺼내기 등)	포기하거나 짜증을 내거나 타인에게 문제해결을 요구함
감정 인식	타인의 표정을 읽고 감정을 인식함	표정을 보고 감정적 의미를 이해하는 것을 어려워함
스토리 이해	"강아지는 혼자 있어서 무서워."	강아지의 모습과 형태에만 집중
패턴 인식	"비 오는 날에는 장화를 신어야지."	장화와 비의 연관 관계를 인식하지 못함

고기능 자폐·ADHD 아이를 위한 플로어타임 가이드

6단계 발달 체크포인트

1. 자기 생각을 논리적으로 연결하는가?
2. 추상적 사고가 가능한가?
3. 시간, 공간(위치) 및 인과관계를 이해하는가?
4. 여러 가지 감정을 포함하여 놀이나 이야기의 복잡성을 확장하는가?
5. 타인의 감정을 성찰할 수 있는가?
6. 가상과 현실을 구분하는가?
7. 규칙이 있는 게임에 참여하는가?

생각과 감정의 논리적 구조를 촉진하고 향상하기 위한 전략

1. 우선 체계적이고 예측 가능한 루틴을 구현하여 안정적이고 일관성 있는 환경을 제공해야 한다. 아무리 논리성이 뛰어난 아동이라도 흥분하거나 불안한 상태에서는 역량을 발휘하기 어렵다. 아동이 언제나 안정을 유지할 수 있도록 돕는 것은 단계별 전략 이전에 반드시 고려되어야 하는 기본 중의 기본임을 명심한다. 아동에게 예측이 가능한 일관성 있는 환경을 제공하고, 스스로 충분히 제어할 수 있다는 확신을 갖도록 도움을 주어야 한다.

2. 일상적인 상호작용에서 대화를 최대한 오래 유지하며, 대화를 늘

려야 한다. 답을 주지 않고, 개방형 질문으로 대화를 지속한다.

예

> "다음에 무슨 일이 일어날 것 같아?", "어떻게 된 걸까?", "누가 왔을
> 까요?", "거기가 어디인데?", "왜 그렇게 생각하는 거야? ○○ 하면
> 어떻게 될까?", "얼마나 아플까?", "그럼 어떻게 해야 하지?", "그 맛
> 있었던 게 뭐였지?", "네가 좋아한 게 뭐였지?", "오늘 아침엔 뭘 먹
> 을까?"

3. 의사소통할 때 언어와 함께 표정, 목소리 톤, 제스처 등 다양한 어
   펙트를 적절히 사용한다. 질문만 하다 보면, 자칫 캐묻거나 시험
   하는 느낌을 줄 수 있다. 이러한 느낌을 주지 않기 위해 적절하고
   풍부한 어펙트의 사용은 필수이다.

4. 자연스럽게 발생하는 갈등이나 문제를 일으켜 논리적 순환구조를
   촉진한다.

예

> "왜?", "왜 그렇게 생각해?", "반대로 하면 어떻게 될까?", "나는 생
> 각이 다른데 어떻게 할 거야?"

5. 갈등이나 문제가 발생했을 때 아동이 안정된 상태를 유지한다면,
   장난스럽게 시간을 끌거나 요청을 협상하여 상호작용을 확장해
   본다. 자연스럽게 동기를 유발하고 관계를 이어가며, 극단적인 감
   정이 돌발하지 않도록 조절을 유지해야 한다. 즉 문제의 대상이 되
   기보다 조력자이자 공감자의 역할을 지켜야 한다.

    고기능 자폐·ADHD 아이를 위한 플로어타임 가이드

"자, 여기 나옵니다. 어, 뭐지? 안 나오잖아? 앗?", "아, 초콜릿 맛이 없군요. 대신 바닐라는 어때요?", "오늘 짜장면 먹기로 한 날이네. 와! 맛있겠다. 어, 그런데 짜장면집이 문을 닫았네. 어떻게 하지?", "앗, 오늘 약속한 게임 시간이 지났습니다. 땡! 자, 이제 끝내야 합니다. 카운트다운 시작…."

6. 다면적인 캐릭터(복잡한 감정과 의견을 가진 캐릭터 등)와 복잡성(새로운 아이디어)을 놀이 활동이나 대화에 도입한다. 새로운 상황이나 예상과는 조금 다른 반응을 집어넣어 다른 방향으로 전환하거나 확장해 본다. 이는 고정된 사고에서 벗어나 유연하게 사고할 수 있는 기회를 제공하며, 사고의 확장과 유추, 창의력에도 도움이 된다.

7. 아이디어를 연결하는 접속사 모델링이 도움이 된다. 예를 들어, '때문에', '그래서', '그러므로', '그리고', '대신' 등 두 가지 이상의 사고를 결합하는 접속사의 사용을 모델링해 주는 것이다. 대화나 놀이 중 아동이 사용하는 어구나 문장을 연결해 줌으로써 논리적 구조의 형식에 관한 인식을 돕는 방법이다.

"사고 났을 때 안전해지라고 안전벨트를 매주는 거구나.", "사고가 났네요. 그래서 경찰이랑 구급차가 출동했나 봐요.", "아직 케이크를 다 못 먹었는데요. 벌써 가야 하나요? 그래서 싸 주신다고요?", "게임 시간을 잘 지켰기 때문에 넌 약속을 잘 지키는 훌륭한 아이야. 그래서 엄마가 상을 주는 거야.", "그런데 왜 갑자기 소방차가 온 거야?"

8. 가상 캐릭터와 자신의 목소리 두 가지를 사용하여 현실과 환상의 경계를 충분히 인식할 수 있도록 한다.

9. 사고의 독립성을 촉진한다. 아이가 아이디어나 해결책을 스스로 떠올릴 수 있도록 충분한 시간을 주고 배려한다. 이때 가장 중요한 것은 아이디어나 해결책을 직접 주지 않는 것이다. 가르치려고 하는 마음을 내려놓고 아이에게 선택과 주도권을 제공할수록 아이의 사고는 독립적이고 주체적으로 향상될 것이다.

10. 시간적, 공간적, 인과적 언어를 사용한다. 아이와 함께 앞으로 일어날 일에 관한 계획을 짜거나 과거에 있었던 일을 이야기하는 것은 논리적 사고의 발달에 큰 도움이 된다. 그뿐만 아니라 다면적 사고 영역 및 자기성찰까지 끌어낼 수 있는 활동이다. 단순히 대화로만 이야기를 끌어내기 어려울 때는 시각 자료를 사용하여 지원해도 좋다. 예를 들어, 화이트보드나 큰 도화지 등을 사용하여 아이디어를 시각화하고, 계획을 세우고, 이야기를 순서대로 배열하고, 과거 경험에 관해 이야기할 수 있다. 학교에서는 다이어그램이나 차트를 이용하는 등 시각 자료를 활용하여 아동의 학습 능률을 올릴 수 있다.

11. 시각적으로 흐름을 확인할 수 있는 플래너, 체크리스트, 그래픽 구성 도구와 같은 자료를 활용해 정신적 사고 활동을 돕는다. 정신적 사고(mental image)란 정보를 시각적 이미지로 머릿속에서 생성

하고 조작하는 능력을 말한다. 이는 이해력, 기억력, 문제해결, 참여와 창의성을 촉진하여 다양한 주제와 영역에서 학습을 향상할 수 있는 강력한 인지 도구이다. 유치원이나 초등 저학년 교실을 보면 학습 목표나 활동을 이미지화해 붙여놓은 것을 흔히 볼 수 있는데, 이러한 다양한 시각 이미지의 활용은 정신적 사고 형성에 큰 도움을 준다.

다양한 구도의 관계와 상황을 이해하기

— 다면적 사고(multicausal thinking)

다면적 사고는 상황, 문제 또는 결과를 분석할 때 여러 원인과 요인을 함께 고려하는 능력을 말한다. 어떤 사건이나 현상이 단일 원인에 의한 것이 아니라 복잡하고 상호 연결된 원인이 있을 수 있음을 이해하는 것이다. 어릴 때는 사고가 단순하고 이분법적으로 이루어지지만, 나이가 들고 인지적 성숙도가 높아지면서 다양한 원인과 결과를 고려할 수 있는 다면적 사고가 발달한다. 예를 들어 어린아이가 넘어지면 바닥의 잘못으로 인식해 바닥이 나를 아프게 했다거나 바닥이 미끄러워서 넘어졌다고 생각하지만, 다면적 사고가 발달하면 결과에 기여한 여러 요인을 함께 고려할 수 있게 되어 바닥에 문제가 있었다거나 내가 너무 빨리 달렸다거나 또는 다른 어떤 이유를 생각할 수 있다.

다중 원인을 인식하고 다각적으로 상황을 해석할 수 있는 능력이 있어야 인간사회의 복잡한 문제를 더 쉽게 해결할 수 있다. 상황을 포괄적으로 분석하고 인과관계를 심층적으로 이해할 수 있기에 보다 실질적이고 정확한 결정을 내릴 수 있고, 자기 선택에 책임을 질 수도 있다.

그러나 자폐 성향이 있거나 자폐스펙트럼에 속하는 이들에게는 이러한 다면적 사고가 쉽지 않다. 이들은 단일 감각을 깊이 이해하는 데 강점을 보이며 탁월한 기능을 발휘하기도 하지만, 여러 감각을 동시에 받아들여서 다양한 정보를 통합해 처리하는 데는 취약하다. 그래서 여러 요인이 얽힌 복잡한 상황을 이해하기 어렵다. 이 특성은 성인 아스퍼거인이 사회생활에서 복잡한 관계가 얽힌 환경보다 단순하고 조직화된 환경을 선호하는 것에서도 드러난다. 대부분 매우 일상적이고 예측 가능한 상황만을 선호하기 때문에 사고 패턴이 경직되기 쉽고, 다양한 관점에서 볼 수 있는 대안적 설명을 고려하기 어렵다. 그 결과 상황에 대하여 자기 생각을 벗어나지 못하거나 고집이 센 사람으로 보이기도 한다.

이러한 성향은 자폐인의 정보 해석 방식에서도 나타난다. 모든 것을 지나치게 문자 그대로 해석하기 때문에 추상적 의미나 숨은 뜻, 여러 요인 사이의 미묘한 관계를 이해하지 못하여, 자칫 엉뚱하거나 감정을 잘 모르는 사람, 답답한 사람으로 비칠 수 있다. 학습에서도 인문학 이해에는 어려움을 겪는 반면, 수학이나 과학에 강한 모습을 보이는 것도 이러한 특성을 반영한다.

고기능 자폐 아동의 다면적 사고를 촉진하고 유연한 사고를 장려하기 위해서는 여러 가능성에 대한 고찰과 다양한 감정의 탐색이 필수적이다. 현실적 문제에 관한 긴 대화와 논쟁, 사회적 현상에 관한 지속적 관찰과 토론, 그리고 자연 속에서의 다양한 경험이 다면적 사고를 도울 수 있다.

자폐 아동의
다면적 사고를 장려하기 위한 전략

다양한 가능성에 관해 상상놀이나 이야기를 하는 것이 핵심

여러 상황과 주변의 사건들을 활용하여 다양한 가능성을 가정해 본다. 이때 가능한 한 모든 감정을 사용하여 비교하고 탐색할 수 있도록 한다. 아동은 피규어 놀이, 청소년의 경우에는 주변 사람 또는 영화나 게임에 나오는 등장인물을 이용해서 각각의 성격과 사건을 바라보는 생각과 감정을 탐구한다. 다양한 사고를 직접 모델링하고 이러한 기술을 실제 상황에 적용할 수 있도록 가이드하는 연습 기회를 제공한다. 즉 '만일 …라면'이라는 주제를 사용해 여러 가지 가능성에 관한 이야기를 나누고 피드백한다.

예

> "길을 잃어버렸는데 마침 핸드폰에 배터리가 없어요. 누가 도와줄 수 있을까요?" 이후 경찰, 지나가는 아주머니, 청소 아저씨, 지나가던 고등학생, 어린아이와 엄마 등 각각의 인물을 설정하고, 그들이 어떻게 반응할지 역할놀이를 해본다. 자신이라면 어떻게 할 것인지에 관해서도 이야기해 본다.

결론은 현실 안에서 비교한다

하지만 이 내용이 가정에 그치거나 실제로 존재하지 않는 가상의 구도에서만 진행되어서는 안 된다. 반드시 현실로 돌아와 자기 자신의 생각과 비교해 보도록 해야 한다. 이야기가 가상의 상황에서 시작되었더라도 반드시 실제 현실에 기반한 결론으로 마무리 짓거나 현실로 돌아올 수 있도록 일깨워 아동이 자신과 비교하고 자기 생각을 이야기할 수 있도록 유도한다.

예 1

체육 시간에 잠시 화장실에 갔는데, 모르는 학생이 다쳐서 쓰러져 있고 아픈 것 같다. 나는 어떻게 해야 할까? 내가 좋아하는 축구를 하러 모르는 척 수업으로 돌아가야 할까? 아니면 아픈 아이를 도와주어야 할까? 선생님을 불러야 할까? 그 순간 어떤 선택을 할 것인지 가정해 보고, 선택에 따른 자기 생각을 이야기하도록 한다.

예 2

학교에서 아이들에게 인기 있는 A가 시험시간에 커닝하는 것을 알게 되었다. 나는 이 사실을 아이들 또는 선생님께 말해야 할까? 어쩌면 아이들이 내 말을 믿지 않을 것 같기도 하고, 선생님께 이야기하면 아이들이 나를 따돌릴 것 같다. 나는 어떻게 해야 할까?

예 3

학교에서 아이들이 나를 왕따시키는 것 같다. 전에는 친하게 지냈던 B가 전만큼 아는 척을 하지 않는다. 나는 B에게 내 감정을 이야기하고 이유를 솔직히 물어봐야 할까? 나는 B가 나를 모른 척하거나 무시할까 봐 두렵다. 나는 어떻게 해야 할까?

시각적 도구 지원

아동의 경우에는 다양한 요인이나 원인 간의 관계를 시각적으로 보여주는 차트, 다이어그램, 그래픽 구성 도구 등의 시각적 자료를 활용하면, 추상적인 개념 및 다각적 관계를 구체적이고 쉽게 이해하게끔 할 수 있다.

사회, 시사 이야기

사회적 이슈나 시사 이야기를 주제로 하여, 구조적이고 예측 가능한 형식 속에서 사회적 상황, 개념 또는 행동을 설명하도록 한다. 이 과정에서 다양한 상황에서 어떻게 여러 요인을 고려할 수 있는지에 대한 예를 제시하고, 이를 바탕으로 토론하거나 이야기를 만들어 본다.

구체적인 예를 사용한 명시적 교육

실험이나 관찰을 통해 주어진 상황에서 다양한 원인과 요인을 식별하는 방법을 연구하고 체험하게 함으로써 다면적 사고의 기회를 제공한다. 자연과학 등 과학 관련 실험이나 관찰 활동은 이에 특히 도움이 된다.

협동을 통한 문제해결

동료 또는 성인과 협력하여 문제나 상황에 기여하는 다양한 요인을 식별하고 분석하는 그룹 활동에 적극적으로 참여한다.

다양한 경험

다양한 환경을 경험하는 것은 다면적 사고를 연습할 수 있는 좋은 기회이다. 아동의 안전감을 전제로, 가능한 한 여러 가지 경험을 쌓을 수 있도록 기회를 주어야 한다.

비교 개념과 중간 지대의 감정과 정서

회색지대(Grey Area)라고 불리는 중간 지대의 감정과 정서를 이해하는 능력은 다양한 상황이나 개념에 내재된 뉘앙스, 복잡성, 불확실성을 탐색하고 수용하는 사고를 말한다. 세상의 많은 것은 자세히 보면 흑과 백의 단순한 이분법으로 설명되지 않고, 수많은 가능성과 다양한 관점이 뒤섞인 음영의 연속체 속에 존재한다. 이를 인식하고 받아들이기 위해서는 여러 요인을 고려하고, 다양한 관점에 무게를 두며, 때로는 모호함마저 용인할 수 있어야 한다.

아동의 경우에도 감정, 사건, 현상에 대해 다양성의 정도와 상대적 영향을 비교할 수 있다. 이는 배워서 하는 것이 아니라 느낌으로 가능하다. 화가 나는 정도에 따라 선택이 달라질 수 있고, 상황에 따른 상대적 선택 역시 이해할 수 있다. 예를 들어 엄마가 기분 좋은 날에는 과자나 사탕을 쉽게 얻을 수 있지만, 다른 날에는 같은 반응을 얻지 못할 수 있다는 것. 평소 함께 놀던 친구가 어느 날은 내 편을 들지 않을 수 있다는 것. 놀이터에서 내가 꼭 타야 할 때와 양보해야 할 때가 있다는 것. 좋아하는 것이라도 어떤 것은 절대 바꿀 수 없지만 어떤 것은 양보할 수 있다는 것 등 세상이 늘 자로 잰 듯 같지 않다는 점을 이해하지 못한다면, 낯선 것은 점점 회피하게 되고 세상은 너무도 힘들고 어려울 것이다.

가족을 부양하기 위해 빵을 훔치는 일, 친지의 사고로 급히 달려가야 해서 어쩔 수 없이 과속하는 일, 불의를 보고 지나치지 못해 폭력을 쓰는 일, 독립을 위해 폭탄을 터뜨리는 행동 등은 흑백논리로 보면 모두 명백히 잘못된 일이며 정당화될 수 없다. 그러나 상황의 복잡성을 인식하는 회색지대 사고가 좀 더 성장하면 개인의 절박함, 불합리한 사회 구조와 맥락 등을 고려할 수 있다.

회색지대 정서를 이해하기 위해서는 상황에 대한 다면적 사고와 인식, 다양한 관점의 고려, 불확실성의 수용이 필수적이다. 그러나 이는 자폐적 성향의 개인들이 특히 어려워하는 영역과 맞닿아 있다. 자폐적이거나 자폐스펙트럼으로 진단받은 사람들은 흔히 경직된 흑백사고(Stereotypical)를 보이며, 뉘앙스와 복잡성을 고려하기보다 문제를 완전히 옳거나 완전히 그른 것으로 분류하는 경향이 강하다. 그래서 남녀 간의 애정 관계 같은 복잡하고 미묘한 상황에 미숙하고, 일반적 인간관계에서도 쉽게 피로감을 느낀다. 이는 감정이 없거나 느끼지 못해서가 아니라, 잘 알지 못하고 통제하기 어렵기 때문에 회피하는 것이다. 이들은 학습 영역에서도 인문학(시) 등 모호한 주제보다는 명확한 규칙과 예측 가능성, 가이드가 있는 수학이나 과학 분야를 선호한다.

회색 영역 발달을 돕기 위한 전략 및 환경

가장 중요한 것은 이러한 영역의 발달이 짧은 시간에 특정 기술만으로 이루어지는 것이 아니라는 점이다. 오랜 기간에 걸쳐 보고 느끼고 사고하는 과정을 통해 서서히 발달하는 것이므로, 일상생활 속에서 지속적으로 돕는 전략이 필요하다. 특히 FEDC 7~9단계 정서 발달의 어려움은 청소년기에 사회적 부적응, 우울, 현실 도피와 같은 문제로 나타날 수 있다. 따라서 인지적 유연성, 다양한 관점의 수용, 문제해결 능력을 키우는 것을 목표로 하는 장기적 지원 전략과 개입이 필수적이다. 어린 시절 자폐로 진단받았거나 감각처리 문제로 발달이 늦은 상태에서 인지 발달이 정상적으로 회복된 경우에도 이러한 발달 영역은 여전히 위험 요소로 남아 있기에 더욱 세심한 관심을 요한다.

다음은 고기능 자폐 아동이 회색 영역 사고능력을 개발하는 데 도움이 되는 몇 가지 전략이다.

시각적 지원 사용

차트, 다이어그램, 그래픽 구성 도구와 같은 시각적 보조 자료는 다양한 정도와 복잡한 감정, 개념, 관계를 탐색하고 설명하는 데 도움을 주어 이를 더욱 구체적으로 이해하기 쉽게 만든다. 시각적 지원은 회색 영역을 이해하고 불확실성을 탐색할 수 있는 시각적 프레임워크를 제공한다. 예를 들어 그림을 그리거나 그래픽 안에서 수많은 경우의 수와 그 집합이 지니는 의미를 직접 느낄 수 있다.

사회 이야기

회색 영역과 관련된 상황이나 개념을 다루는 사회성 있는 이야기를 주제로 대화한다. 또는 이야기를 만들어 본다. 다양한 관점을 이해하고, 대안적인 관점을 고려하고, 모호한 사회적 상황을 탐색하는 데 도움이 된다.

역할을 나누어 할 수 있는 그룹 활동

역할극이나 관심 있는 주제를 다루는 그룹 활동에 참여한다. 꼭 눈에 띄는 역할이나 주연이 될 필요는 없다. 참여하는 과정에서 다양한 역할을 경험하고 느끼는 것 자체가 도움이 된다. 가능하면 스스로 참여할 수 있도록 격려하고, 어떤 역할을 맡더라도 박수를 보내는 것이 중요하다. 이후에는 각기 다른 역할에 관해 이야기를 나누는 과정도 필요하다.

유연한 사고 장려

유연하게 생각하고, 문제에 대한 대안적인 관점이나 해결책을 고려하도록 활동 프로그램을 구성한다. 늘 변화하는 주변 환경, 자연을 탐색하는 것은 유연한 사고 활동에 매우 도움이 된다. 반드시 개방형 질문을 하여 다양한 가능성을 탐색하도록 이끌고, 경직된 사고 패턴에서 벗어날 수 있도록 대화를 유도한다.

노력에 대한 피드백 및 강화 제공

때로는 피드백과 긍정적 강화가 도움이 된다. 단순히 결과에 대한 강화가 아니라, 다양한 관점을 고려하고 쉽지 않은 결정을 내리려는 노

                      고기능 자폐·ADHD 아이를 위한 플로어타임 가이드

력을 인정하며, 그 과정에 아낌없는 지원을 제공한다.

회색 영역 사고 모델링

복잡한 문제를 논의하고 다양한 관점에서 불확실성을 탐색하는 방법을 보여줌으로써, 아동이 타인의 회색 영역 사고를 간접적으로 체험할 수 있도록 한다. 실제 사례를 활용하여 가족이나 지인과 다양한 회색 영역의 관점에서 이야기하고, 윤리적 딜레마나 도덕적 난제, 사회적 복잡성에 관한 의미 있는 토론을 자주 나누도록 한다.

비판적 사고 장려

질문하고, 가정을 세우고, 결과에 관한 평가까지 하는 비판적 사고 기술을 육성하도록 한다. 정보를 비판적으로 분석하고, 합리적인 판단을 내리고, 결정의 의미를 스스로 깨닫는 것은 건강한 자아를 만들기 위한 필수 과정이다.

포용적인 환경

다름을 인정하고 다양성에 가치를 부여하는 지원적이고 포용적인 환경, 즉 부모의 이해와 존중, 공감은 아동에게 자기 가치를 인식하게 하고 유연한 사고를 촉진하는 기반이 된다. 평소 개방적인 의사소통과 다양성에 대한 존중과 관용을 통해 자신만의 강점과 어려움을 인정하고 수용하도록 환경을 조성해야 한다. 비록 아이가 원하는 답을 이야기하지 않더라도 먼저 의견을 들어보며 존중하고 공감하는 것. 이렇게 서로 이해하는 문화에서 유연한 사고가 형성된다.

회색 사고능력이 부족한 이들을 위한 미래 설계

위에서 언급한 전략 및 환경은 회색 사고능력이 부족한 이들에게 매우 도움이 되지만, 그럼에도 자폐적인 개인은 그들만의 독특한 성향이나 기질을 지니고 있다. 그렇다면 이들은 어떤 직업이나 분야에서 더 편안하게 업무를 수행하고 두각을 나타낼 수 있을까? 당연히 이 회색 영역 사고능력의 부족으로 어려움을 겪는다 하더라도, 자신의 강점과 선호에 맞는 특정 직업이나 영역에서는 매우 뛰어날 수 있다.

자폐적 특성에 적합한 직업

1. 구조적이고 예외가 발생할 가능성이 없는 직업군 : 예를 들어 데이터 입력, 조립, 라인 작업, 이미 설정된 프로토콜을 따르는 기술 지원이나 품질관리 등은 불명확한 사회적 관계에 영향을 받지 않으며 비교적 명확한 규칙과 루틴이 있기에 적응하기 쉽다.

2. 구체적 데이터와 논리적 시스템 작업 기술이 필요한 분야 : 컴퓨터 프로그래밍, 실험실 연구 등의 특정 기술 분야에서 두각을 나타내는 자폐적 기술인이 많다. 미국 실리콘밸리에서는 오히려 이러한 신경 다양성을 가진 개인을 선호하거나 의도적으로 구하는 일도 있다고 한다. 하지만 매개변수가 존재하므로 어느 정도는 문제해결 능력을 발휘해야 할 필요가 있으며, 인지능력이 뛰어난 아스퍼거인(고기능 자폐)에게는 적합할 수 있다.

3. 전문직 : 심층적인 전문 지식을 요하는 일부 직업군은 정확성과 세부적 사항에 관심이 많은 자폐적 성향의 개인에게 적합할 수 있다.

 고기능 자폐·ADHD 아이를 위한 플로어타임 가이드

회계, 수학 또는 과학 연구와 같은 분야이다.

4. 예술 또는 창작 분야 : 창의성에는 모호함의 수용도 포함되지만, 다양한 관점이 요구되기도 한다. 따라서 특정한 디자인 등 예술 분야에서 능력을 발휘할 수 있다.

5. 목공, 배관, 전기 작업 등 숙련된 기술이 필요한 직업은 목표가 명확하며 가시적인 결과를 선호하는 개인에게 적합할 수 있다.

이처럼 특정 직업이나 작업 환경은 회색지대 사고능력이 부족한 자폐 성향의 개인에게 더 적합할 수 있다. 그러나 모든 사람은 다양한 맥락에서 고유한 강점과 능력을 지니고 있으므로, 직업을 탐색하고 자신에게 맞는 선택을 하기 위해서는 무엇보다도 자신의 선호와 관심, 강점을 고려하는 것이 중요하다. 이를 위해 주변의 도움이 절실하다. 청소년기를 거쳐 성인이 되는 과정에서 자신의 호불호와 관심을 적극적으로 표현하고 도전할 수 있는 자신감을 갖게 하려면 어릴 때부터 적합한 교육환경과 양육 환경이 마련되어야 한다. 또한 회색지대 사고능력은 지속해서 개발되고 발전할 수 있는 영역이므로, 주변 사람들의 이해와 지원이 더욱 필요하다.

회색 영역의 사고는 꼭 필요할까?

책을 쓰면서 나는 이런 질문을 하게 되었다. 이것이 과연 자폐적인 사람에게만 해당하는 문제일까? 사실 경직되고 틀에 박힌 논리를 주장하거나 자기 생각만을 고집하는 사람은 어디에서나 볼 수 있다. 그들이 모두 자폐는 아니지만, 그렇다고 사회적이라고 말하기도 어려울 것이다. 하지만 그들 역시 나름대로 삶을 영위하고 있으며, 경우에 따라서는 매우 성공적인 삶을 살아가기도 한다. 그래서 나는 이 발달 영역을 모든 사람이 반드시 유능해야 할 항목으로 정의하고 싶지는 않다. 이는 모든 사람이 외교적이거나 사교적일 필요는 없다는 뜻이기도 하다. 그러나 유능하지 않다고 해서 몰라도 된다는 의미는 아니다. 내가 외교적이지 않다고 해서 외교 자체를 무시할 수 없는 것과 같다.

물론 이러한 사고를 개인의 특성으로 간주할 수도 있다. 하지만 성장기의 사고가 경직되고 흑백논리에만 머문다면 전반적인 발달에 영향을 미칠 수밖에 없다. 여러 가능성을 알면서 그중 하나를 선택하는 것과 처음부터 한 가지만 알고 있는 것은 천지 차이다. 회색 영역을 이해하지 못하면 자신이 모르는 것이나 불편한 것에 아예 무관심해지거나 남에게 의존하게 되고, 더 이상 발달의 기회를 얻지 못한다. 그룹 내에서 타인과 의사를 조율하거나 자신의 주장을 스스로 성찰하는 것도 불가능하다. 결국 사회인으로서 공동의 책임을 회피하거나, 윤리적·도덕적 판단이 요구되는 사회적 상황에 무관심하거나 방관하는 사람으로 인식되어 공동체 내 사회생활이 어려워질 수 있다. 회색 영역에 관한 이해와 공감, 그리고 비판적 사고는 개인이 공동체 안에서 세상의 복잡성을 탐색하는 데 없어서는 안 될 인지 기술이다.

자기 생각이나 존재 방식 자체를 바꿀 필요는 없지만, 분명히 알고 바라볼 수 있어야 하는 영역이라는 점에는 의심의 여지가 없다.

 고기능 자폐·ADHD 아이를 위한 플로어타임 가이드

자기성찰적 사고와
자아 기준의 내면화

그린스판은 정서적 기능 발달의 최종 단계는 자신을 돌아보며 스스로 자신에 대한 기준을 세우는 것이라고 했다. 반성적 사고를 한다는 것은 자신의 가치나, 강점, 약점, 편견 등을 더 깊이 이해한다는 것이며, 이러한 이해를 바탕으로 자기만의 기준을 세우고 더 나아가 평가와 조정도 할 수 있음을 의미한다. 여기서부터 자신의 신념, 개인적인 목표와 가치, 원칙 및 윤리적 기준이 생긴다. 이것은 외부에서 요청된 것이 아니라 스스로에 대한 평가와 반성이기 때문에 강한 자아실현이라고 할 수 있다. 반성적 사고로써 자기 행동에 책임감을 느끼며 일관성을 지킬 수 있고, 어떤 문제가 생기더라도 자신을 지킬 수 있는 강한 자아로 성장하는 것이다.

성찰 / 반성(Reflection)

성찰은 자기 생각, 경험, 행동을 적극적으로 분석하고 평가하는 것으로, 9단계 발달 역량의 핵심이다. 우리가 잘못한 일이 있을 때 반성문을 쓰는 것과 유사하다. 하지만 성찰은 잘못한 일뿐 아니라 다른 일도 사후에 분석하고 평가해 보는 것이다. 이 과정에서 자아에 대한 신념과 자존감을 키울 수 있고, 분석과 평가에 대한 역량을 키울 수 있으며, 당연히 학습의 효과와 성과도 따라올 수 있다.

성찰적 사고 과정의 목표는 자신의 강점과 약점을 이해하고 받아들이며 그에 따른 자신의 가치를 확립하고, 예상되는 문제의 해결책을 미리 준비할 수 있게 하는 것이다. 자신의 가치를 확립할 수 있다는 것은 자신을 지키는 힘이며 완전한 자아의 인식이다.

자기 기준 세우기(Internal standard of self)

자신에 대한 기준이 명확한 사람은 목표를 지니고 있으며, 어떤 외부의 영향에도 흔들림 없이 자신을 지켜낼 수 있다. 이는 자신을 포함한 세상의 모든 사건에 대해 가치를 판단하고 평가하는 데 일련의 기준이 된다. 자신이 어떤 사람인지, 즉 성 정체성, 능력, 외모, 속성, 가치에 관한 인식과 이해는 자기 긍정적 인식을 높이고 자신의 생각과 신념에 확고한 가치를 부여한다. 이것이 있어야만 미래의 목표를 세우고, 어떻게 할 것인지 결정을 내릴 수 있다.

어떠한 기준을 세우고 있느냐에 따라 행동과 삶의 모습은 크게 달

　　　　고기능 자폐·ADHD 아이를 위한 플로어타임 가이드

라진다. 이러한 기준이 없다는 것은 곧 무목적과 무의미함을 뜻하며, 그런 사람은 앞으로 어디로 가야 할지, 무엇을 해야 할지 방향을 세우기 어렵고 독립된 삶을 꾸리기도 힘들다. 청소년이나 성인 자폐인의 경우 낮은 자존감으로 인해 자신을 잃고 우울증에 빠지거나 폭력적으로 변하거나 현실 도피를 선택하는 사례도 적지 않다.

다음은 낮은 자존감을 보이는 청소년, 성인 자폐인(아스퍼거인)의 특성이다.

1. 충동적으로 결정을 내리고, 잘못된 결정을 반복해서 고집한다.
2. 낮은 자존감과 자신감 부족으로 목표 설정이 어렵다.
3. 사회적 관계, 주변 사람과의 소통이 어렵다.
4. 종종 말과 행동이 일치하지 않아서 일관성이 없으며, 이에 관해 스스로 고민한다.
5. 학업 수행, 취업 등 개인적 성장을 하지 못한다.
6. 자신의 선택보다 다른 사람의 기대에 따라 행동하려는 경향이 강하다. 외부의 영향을 많이 받는다.
7. 어려운 일이 생겼을 때 회복이 어렵고 심하게 좌절한다.
8. 거짓말을 자주 한다.

자폐인에게 성찰적 사고가 어려운 이유

성찰적 사고는 자존감을 강화하고 자기 기준을 세우기 위한 최선의 전략이며, 자기 내부 기준을 확립하는 데 가장 필요한 역량이다. 그러나 자폐 성향이 있는 사람은 자폐스펙트럼장애의 본질과 관련된 여러 근본적인 요인 때문에 성찰적(반성적) 사고에 어려움을 겪는 경우가 많다. 왜 그럴까?

1. 실행기능과 순서화의 문제

실행기능은 작업 기억, 유연한 사고, 자기 통제를 포함하는 통합적 인지 과정이다. 자폐증이 있는 사람은 대체로 실행기능에 어려움이 있으므로, 과거 경험을 분석하거나 생각을 시간순으로 정리하고 중요도에 따라 우선순위를 세우는 과정이 어렵다.

2. 다면적 사고의 문제

다른 사람이 자신과 다른 감정, 믿음, 관점을 가지고 있다는 것(FEDC 7)을 이해하기 어렵기 때문에 자기 행동이 타인에게 어떤 영향을 미치는지도 성찰하기 어렵다.

3. 감각처리 문제

자신을 압박하거나 불편한 감각적 경험은 기억하기보다 지우려는 경향이 강하다. 특히 감정적 고통이 있었던 사건이라면 아예 없었던 일처럼 기억하지 못하거나 선택적으로 도피(망각)하기도 한다. 당연히 감정적 경험을 처리하고 반성하는 과정에서 어려움을 겪는다.

고기능 자폐·ADHD 아이를 위한 플로어타임 가이드

4. 자기 집중적 관심사와 일상

개인적 관심사에 몰두하기 때문에 새로운 시도나 관점을 받아들이려 하지 않거나 불필요하다고 생각할 수 있다. 성찰을 위해서는 새로운 경험과 일상에도 관심을 가져야 하지만, 상대적으로 기회도 제한적이고 경험도 적어 시도하기 어렵다.

이처럼 성찰은 자폐적 특성이 있는 사람에게는 결코 쉬운 일이 아니다. 성찰에는 앞서 언급한 사회적 문제 해결 능력, 감정 표현, 자기 생각의 진술, 다면적이고 유연한 사고 등이 모두 필요하다. 성찰적 사고 역량을 키우려면 사실상 정서 발달 역량 전체가 요구되며, 이는 복합적으로 작동한다. 따라서 취학 전 아동을 제외하면 FEDC 4~9단계의 정서 발달 역량은 개별적으로 보지 말고 전반적으로 통합하여 연습해야 한다.

상황에 따른 성찰적 사고의 예

A는 최근 학교에서 열린 과학 실험 경시대회에 참가한 14세 중학생이다. 평소 에너지와 관련된 과학 대회에 관심이 많았던 A는 전시회에 열심히 참여했고 자신의 결과를 발표했지만, 끝내 상을 받지는 못했다.

B는 친구들과 어울리기보다는 혼자 있는 것을 좋아하는 대학생이다. 공부를 잘하고 조용한 편이어서 대학에는 무난히 합격했지만, 친한 친구는 없었다. 고등학교 때까지는 학원에 다니느라 친구를 사귈 시간이 없다고 생각했지만, 막상 대학에 오니 친구가 있었으면 하고 주변 사

A	성찰적 사고가 가능하며, 자기 기준이 명확한 경우	성찰적 사고가 어렵고, 자기 기준이 모호한 경우
반응	**명확한 자기 인식과 성찰** '상을 못 받아서 속상해. 하지만 내가 열심히 한 것은 자랑하고 싶고, 보여주고 싶어.' 이처럼 작품에 자부심을 느낀다. 잘한 건 무엇인지, 부족했던 건 무엇인지, 심사위원에게 어떤 피드백을 받았는지, 어떻게 하면 다음에 더 잘할 수 있을지 등을 생각한다. **긍정적인 전망** '꼭 상을 받아야 하는 건 아니야. 많은 것을 배웠고 좋은 경험이었어. 다음에 더 나은 성과를 낼 수 있을 것 같아.'	**자신에 대한 실망과 좌절, 부정적 자기 인식** '내가 왜 상을 못 받았지? 선생님이 다른 아이를 더 잘 봐줬어. 너무 불공평해. 괜히 했나 봐. 짜증 나.' '어쩌면 내가 생각했던 것만큼 나는 과학에 뛰어나지 않을지도 몰라. 다시는 안 할 거야.' **외부 요인 비난** '심사위원이 내 프로젝트를 이해하지 못한 거 같아.' '입상자들이 운이 좋았어. 아니면 누가 도와준 것이 분명해.'
행동	**타인의 피드백에 수긍함** 교사나 심사위원의 평이나 피드백을 듣고, 개선점과 더욱 발전할 수 있는 부분에 관해 생각해 본다. **반성과 재도전** 잘한 점과 개선해야 할 점을 듣고, 다음 프로젝트에 관한 구체적인 목표를 세운다. 새로운 아이디어와 피드백을 반영해 다음 프로젝트를 일찍 시작하며, 유사한 주제에도 지속해서 관심을 가지고 도전한다.	**포기 / 의욕 상실** 피드백을 무시하고, 도와주려고 하면 짜증을 낸다. 이후 과학 관련 활동에 참여하는 데 관심을 가지지 않는다. **반성의 부족과 포기** 분석이나 반성하는 데 시간을 투자하지 않고, 의욕과 열의를 잃기도 한다. 유사한 일을 피하고, 재도전하기보다는 다른 것을 찾는다. 실패에 대한 두려움 때문에 도전하거나 위험을 감수하거나 새로운 것을 시도하려고 하지 않는다.

 고기능 자폐·ADHD 아이를 위한 플로어타임 가이드

람들에게 관심을 기울였다. 그러다 동아리 활동을 시작했는데 같은 학년 신입생과 약간의 다툼이 생겼다. 그 신입생은 인기가 많았는데, 겉으로 보이는 모습과 달리 뒤에서 다른 여학생을 욕했다. B는 화가 나서 많은 학생 앞에서 그가 한 말을 폭로했다. 그러나 상황은 예상과 달리 흘러갔다. 당사자인 신입생을 비롯해 다른 학생들이 자신을 이상하게 바라보거나 앞에서 킥킥 웃었고, 심지어 욕을 들었던 여학생조차 자신을 불편하게 대했다. B는 당황했고 동시에 화가 났으며, 주변의 반응이 어이없게 느껴졌다. 그 이후로 학교에 가기 싫어졌고 점차 게임에 빠져들게 되었다.

성찰적 사고와 자기조절을 개발하도록 격려하는 것은 고기능 자폐 아동의 인적 성장과 발달에 필수이다. 다음은 이를 촉진할 수 있는 몇 가지 전략과 대화의 예이다.

자녀의 성찰적 사고 역량을 촉진하기 위한 전략

아이에게 원하는 것이 있다면 부모가 먼저 그것을 실천하는 모습을 자주 보여주어야 한다. 아이가 성찰하기를 원한다면 가장 좋은 방법은 부모가 스스로 성찰하는 모습을 보여주는 것이다. 자녀는 여러 가지 방법으로 부모로부터 성찰의 의미를 보고 배울 수 있다.

소통 과정에서 자녀의 감정과 관점에 대한 깊은 사려, 공감, 배려는 기본적인 자세이다. 그러나 많은 경우 부모와 자녀의 소통은 의도적이며, 사건이나 행동을 관리하는 데 치우쳐 있다. 숙제했니, 왜 이걸 안 했니, 밥 먹어라, 빨리 일어나라, 시험은 언제니, 오늘 학원은 몇 시에 가

B	성찰적 사고가 가능하며, 자기 기준이 명확한 경우	성찰적 사고가 어렵고, 자기 기준이 모호한 경우
반응	**자기 인식** '왜 화가 나지? 사실이 왜곡되는 것 때문인가 아니면 사람들이 나에게 부당하게 욕을 하는 것 때문인가?' '내가 실수를 지적한 의도는 무엇이었나? 도움을 주려고 한 건가, 아니면 잘난 척을 한 건가?' **상대방에 대한 이해** '사람들은 왜 내 말을 진지하게 받아들이지 않을까? 왜 웃을까? 왜 내게 감사해야 할 여학생조차도 나를 좋지 않게 바라보는 것일까?' **성찰적 관점 취하기** '어떻게 다른 방식으로 사실을 알려줄 수 있었을까?' '바로 이 문제에 관해 이야기한 것이 잘한 걸까? 아니면, 나중에 이야기하는 것이 나았을까?'	**자기 인식 없는 즉각적인 반응** '이건 너무 불공평해! 왜 다들 날 비웃는 거야? 저 아이는 공부도 못하는 멍청한 친구인데. 인기만 있으면 다야?' **다른 사람 비난하기** '모든 잘못은 다른 사람들 때문이야. 다른 아이들도 모두 나를 비웃는 게 너무 못됐어.' **부정적인 자기 대화** '아무 말도 하지 말 걸 그랬나? 모두가 나를 싫어하는 거 같아. 사람들은 모두 이상하고, 나를 이해하지 못해. 나는 여기 있고 싶지 않아.'
행동	**차분한 반응** 심호흡하며 진정하고 화를 가라앉히려고 노력한다. 정중하게 다시 한번 자신의 의견을 밝히거나, 더 이상의 갈등을 피하기 위해 논쟁을 중단한다. **이해를 위한 노력** 상황이 지나간 후에 어떻게든 상대에게 자신의 관점을 설명하고, 상대 학생들이 왜 그렇게 반응했는지 이해하려고 노력한다. **자기반성** 상황을 되돌아보면서 갈등을 촉발한 원인이 무엇인지 파악하고, 앞으로 비슷한 상황이 생기면 어떻게 더 잘 대처할 수 있을지 생각해 본다. 교사나 부모님 등 신뢰할 수 있는 어른과 이 상황을 논의한다.	**분노로 반응** 상대 학생이나 웃고 있는 사람에게 언어적 또는 신체적 공격을 가하거나, 그 상황을 해결하지 않고 교실에서 나간다. **혼자 있기** 혼자 있는 것을 더 선호하게 되어, 반 친구들과의 교류를 더욱 피한다. 상대 학생과 웃은 친구들에게 원한을 품고, 이로 따라 분노를 키운다. **문제해결 능력 부족** 사건을 자세히 생각해 보지 않는다. 무엇이 잘못되었는지, 향후 상호작용을 어떻게 개선할지에 관심이 없다. 오직 잘 잘못을 따지는 데만 몰입한다. 교사나 부모에게도 이야기하지 않는다.

야 하니 등등. 이러한 소통에서는 타인에 대한 공감과 배려가 부족할 수밖에 없다.

자녀와 소통하는 목적은 자녀를 이해하고 정서적 성장을 촉진하는 데 있어야 한다. 다음은 성찰적인 부모가 어떻게 소통하는지를 보여주는 몇 가지 예시다. 이 소통의 목표는 자녀로 하여금 자신이 배려받고 있다고 느끼게 하고, 자연스럽게 성찰을 배울 수 있는 환경을 만드는 것이다.

1. 말하기 전, 반응하기 전에 잠시 멈추어 지켜보고 생각하는 모습을 보여준다

아이의 어떤 말이나 행동에 반응하기 전 또는 아이에게 무언가 말하기 전에 항상 잠시 멈추어, 그 순간 아이의 생각이나 감정, 반응을 헤아려 본다. 즉 아이가 내 말을 들을 준비가 되어 있는지, 내 반응이 아이에게 어떤 영향을 줄지 고려하는 것이다.

예 1

아이가 학원에 가거나 숙제를 해야 하는데, 할 생각도 안 하고 있거나 다른 것을 하고 있을 때
— 일반적 의사소통 : "○○야, 숙제할 시간이야. 숙제 안 하니?", "학원 안 가니?", "학교 갈 시간이야."
— 성찰적 의사소통 : "○○야, 지금 ○○하느라고 바쁘구나. 진짜 재미있어 보이네. 그런데 어떡하지. 지금 숙제해야 할 거 같은데. 네 생각은 어때? 언제 하려고 생각하고 있어?"

> 아이가 게임에서 져서 또는 다른 사건 때문에 화가 났다.
> — 일반적 의사소통 : "이건 그냥 게임일 뿐이야. 다음에 이기면 돼.",
> "이렇게 화내면 아무도 너랑 게임 안 하려고 해.", "화내지 마. 네
> 가 잘못한 거잖아."
> — 성찰적 의사소통 : "진짜 화났구나. 엄청 짜증 나겠다. 나라도 화
> 났을 거 같아.", "세상에 어쩜 ○○가 이렇게 화가 났네. 어쩌면
> 좋을까?"

이러한 '잠깐 멈추기'와 사려 깊은 반응은 아이에게 무언가 가르치려고 하거나 그 상황을 빨리 무마하려고 하기 이전에 아이의 감정을 먼저 배려하고 있다는 것을 보여주는 효과가 있다. 상황을 무마하거나 아이에게 바른 것을 가르치려 하는 모습을 보이기 전에 부모는 먼저 아이의 심정과 정서를 바라보고 배려하는 모습을 보여야 한다. 부모의 반응에 따라 아이는 전혀 다른 모습으로 성장할 것이다.

한편 놀이나 실제 일상에서 부모가 화가 나는 상황을 연출하여 아이가 반대되는 상황을 직접 경험하게 할 수도 있다. 보통은 역할놀이에서 이런 과정을 다루지만, 일상생활에서도 충분히 기회를 만들 수 있다. 부모가 감정을 드러내 보임으로써 아이는 그 상황에서 어떻게 조언하는지, 부모가 문제를 어떻게 해결하는지를 보고 배울 수 있다.

2. 감정의 인정 및 검증

이 과정은 성찰적 사고뿐 아니라 다양한 감정을 표현하고 확장하는 데도 필요하다.

형제가 자신의 장난감을 가져가거나 망가트려서 화가 났다.
— 일반적 의사소통 : "네가 오빠(또는 형)잖아. 오빠가 참아야지.",
"동생하고 나눠서 놀아.", "화난다고 동생을 때리면 되니? 싸우지
말라고 했지? 조용히 해."
— 성찰적 의사소통 : "네가 화난 거 알겠어. 화 나는 건 당연해. 그래
도 어떻게 하면 이 문제를 잘 해결할 수 있을지 얘기해 보자. 어떻
게 하면 좋겠어?"

이 과정에서 부모는 아이의 감정을 인정하고, 감정을 느끼는 것이 괜찮다는 것을 보여줘야 한다. 그래야 아이가 다양한 감정을 자유롭게 표현할 수 있고, 자신이 이해받고 존중받는다고 느낄 수 있다.

3. 개방형 질문 하기

개방형 질문은 성찰적 사고뿐 아니라 비판적 사고, 창의성, 언어 능력, 감성 지능, 사회적 기술을 촉진하는 데 매우 중요한 전략이다. 특히 아이가 수행해야 하는 과제나 목표가 있을 때 이를 지시하기보다는 개방형 질문으로 아이의 자발적 선택을 고려하고 존중하는 모습을 보여주어야 한다.

아이가 숙제를 하려고 하지 않거나 싫어한다.
— 일반적 의사소통 : "지금 숙제해야 해.", "숙제해야 TV를 볼 수 있
어.", "숙제하고 나서 게임을 해."
— 성찰적 의사소통 : "숙제해야 할 거 같은데 언제 할 계획이야? 몇
분 후에 할 생각이야?", "오늘 해야 할 일이 있는 거 같은데 알고
있지?", "왜 그런 거야? 무슨 문제가 있어? 엄마가 어떻게 도울 수
있을까?"

아이에게 수행을 지시할 때 부모는 개방형 질문을 통해 아이가 스스로 생각과 감정을 표현하도록 격려하고, 아이의 관점이 존중받고 있다는 신호를 줄 수 있다. 또한 개방형 질문은 여러 발달적 측면에서 도움이 된다. 개방형 질문으로 비판적·성찰적 사고를 장려받은 아동은 학습 과정에서 내용을 더 잘 이해하고 적극적으로 참여할 수 있기에 학업 성취도가 더 높다. 수완이 더 뛰어나며 도전 과제를 처리하는 능력도 높다. 대인 관계 역시 좋아지고 정서적 웰빙도 증진된다. 부모와의 관계에서도 깊은 대화와 강한 정서적 유대감으로 이어질 수 있다.

개방형 질문의 장점

인지 발달 : 비판적 사고 / 문제해결 촉진 / 창의성 향상 / 언어능력 향상 / 호기심 자극

감정 발달 : 자존감 형성 / 감정 인식 촉진 / 공감 능력 향상

사회성 발달 : 의사소통 능력 향상 / 관계 강화 / 토론 / 듣기 / 타인에 대한 존중

행동 발달 : 독립성 / 반성적 사고 촉진

단 자폐적 성향으로 성찰적 사고나 개방형 질문을 받아들이기 어려운 아동에게는 좀 더 세심한 주의가 필요하다. 다음은 개방형 질문의 예시이다. 자폐적 성향이 있는 아동에게 개방형 질문을 할 때는 예시와 같이 조금 더 구체적으로 질문하여 보다 쉽게 소통(대답)할 수 있도록 도움을 주어야 한다.

일반적인 개방형 질문의 예	자폐 아동을 위한 촉진적·구체적 개방형 질문의 예
"오늘 학교에서 재미있었니? 어떤 게 제일 재미있었어?"	"오늘 네가 좋아하는 미술 시간이 있었네." "미술 시간에 무엇을 그렸어? 네가 그린 그림에 관해 이야기해 줄래?" "오늘 선생님이 읽어준 책은 재미있었어? 누가 주인공이야? 주인공이 어디에 갔어? 무슨 일이 있었는데?"
"오늘 수업 시간에 새로 배운 건 뭐야?"	"오늘은 무슨 수업이 있었지?" "오늘 수학 시간에 새로 배운 건 뭐야?" "오늘 배운 노래를 불러줄래?"
"오늘은 누구와 놀았어?"	"오늘 쉬는 시간에 누구랑 축구했어?" "오늘 점심시간에 누구랑 같이 밥 먹었어? 그 친구는 무슨 음식을 좋아해?"
"오늘 화나거나 짜증 나는 일이 있었니?"	"오늘 점심은 맛있었어? 무슨 음식이었어? 오늘 점심은 맘에 들었어?" "오늘 하기 싫었던 일이 있니? 무슨 시간이었어?" "누구 때문에 슬펐던 거야? 그래서 너는 어떻게 했어? 선생님은 뭐라고 하셨어?"
"네가 오늘 제일 잘했다고 생각한 건 무엇이야?"	"점심시간에 제일 좋았던 건 뭐야?" "오늘 과학 시간에 배운 거 중에 재미있었던 건 뭐야?" "체육 시간에 제일 잘했다고 생각한 건 뭐야?"
"내일은 무엇을 하고 싶어?"	"내일은 무슨 수업이 있어?" "내일은 학교 끝나고 뭐하고 싶어?" "내일은 점심에 뭐가 나왔으면 좋겠어?"

4. 자발적 문제해결을 장려한다

예 1

> 아이가 실수로 무언가를 깨뜨리는 등 문제가 발생했다.
> — 일반적 의사소통 : "다음엔 더 조심해야 해.", "엄마가 만지지 말라고 했지?"
> — 성찰적 의사소통 : "아, 깨져버렸네. 만져보고 싶었니? 다친 곳은 없니? 어떻게 치울 수 있을까? 그리고 다음에 이런 일이 다시 일어나지 않으려면 어떻게 해야 할까?"

예 2

> 아이가 숙제를 하지 않거나 시험 성적이 기대보다 낮아 스트레스를 받았다.
> — 일반적 의사소통 : "왜 숙제를 안 하는 거니? 숙제는 꼭 해야 하는 거야. 숙제부터 하고 놀아.", "다음에 시험 잘 보면 되지, 괜찮아."
> — 성찰적 의사소통 : "숙제를 빠지지 않고 제시간에 해서 제출하려면 어떻게 해야 할까? 엄마가 미리 말해줄까? 도움이 필요하니? 어떤 문제가 있다고 생각해?", "성적이 덜 나왔구나. 어떤 문제가 있었던 거야? 다음엔 어떻게 하려고 하니? 도와줄 것이 있으면 언제든지 엄마에게 얘기해 줄 수 있니?"

이러한 소통은 상황을 학습 경험으로 바꾸고, 아이에게 실수는 처벌의 이유가 아니라 성장의 기회라는 것을 직접 보여줄 수 있다.

5. 감정 표현을 위한 '나' 대화법 사용

부모 자신의 감정이나 경험을 소통 중에 사용하는 것은 아이의 성찰적 사고 강화에 매우 도움이 된다.

아이가 엄마 말을 듣지 않는다.
― 일반적 의사소통 : "엄마 말을 듣지 않는구나. 엄마 말을 안 들으면 어떻게 된다고 했지?"
― 성찰적 의사소통 : "엄마 말을 안 듣고 있으니 속상하다. 사실 나는 너랑 내가 서로 잘 알고 이해하기를 바라거든.", "예전에 할머니가 말씀하실 때 엄마도 너처럼 할머니 말씀을 잘 안 들었어. 그런데 할머니가 많이 속상해하시더라. 그래서 엄마랑 할머니랑 한동안 사이가 좋지 않아서 힘들었어. 나는 너랑 행복하게 계속 잘 지내고 싶어."

'나 대화법'으로 부모는 아이를 비난하지 않는 방식으로 자신의 감정을 표현하거나 자기 경험을 이야기함으로써 아이가 감정을 인식하고 스스로 소통에 참여하도록 도울 수 있다.

6. 반영하기 대화법

아이의 말을 그대로 되뇌어 주는 것은 경우에 따라 부모가 자기 말을 잘 듣고 있다고 느끼게 하고, 이해받는다는 인식을 줄 수 있으며 감정에 대한 대화를 시작하는 계기가 될 수도 있다. 단, 대화에 익숙하지 않은 아이에게는 적합하지 않다.

아이가 "학교 가기 싫어." 또는 "학원에 가기 싫어."라고 한다.
― 일반적 의사소통 : "괜찮을 거야.", "학교는 가야 해.", "걱정하지 마. 선생님이 잘해주실 거야.", "재미있을 거야."
― 성찰적 의사소통 : "학교에 가기 싫구나. 뭔가 불편한 게 있나 보구나. 어떡하지? 혹시 무엇 때문인지 엄마에게 말해줄 수 있니? 학교에 안 간다면 다른 하고 싶은 것이 있니?"

7. 과정 분석을 통한 성찰

상황을 단계별 과정으로 분석해 볼 수 있는 기회를 주어 성찰을 연습할 수 있다. 일기 쓰기나 메모하기는 좋은 예이다. 사건을 시간 단위로 나누어 기술하게 하고 점차 더 분석적으로 사건을 살펴보는 과제를 함께하거나 대화의 주제로 삼는다.

교실에서는 흔히 아이 간에 다툼이 일어나는데, 이는 일반 아동이나 청소년 사이에서도 빈번하다. 자폐적 성향의 학생이 아니더라도 성찰적 사고를 통해 스스로 돌아보게 하는 것은 교육적으로 의미가 있다. 학교에서 관련된 당사자들에게 이른바 '반성문'을 쓰게 하는 것도 같은 맥락이다. 반성문은 스스로 오류를 찾아내고 더 나은 대안을 모색하도록 격려하기 때문이다.

성찰은 부정적인 사건에만 국한되지 않는다. 성찰적 사고의 발달을 위해 어떤 일이든 성찰할 기회를 갖는 것은 뜻깊은 일이다. 일기 쓰기나 메모하기는 좋은 방법이다. 잘된 일이나 기억에 남는 사건을 구체적으로 되짚으며 성찰하는 습관을 들이고, 규칙적으로 시간을 내어 성찰의 시간을 갖는 것이 가장 바람직하다.

이때 부모도 적극적으로 자신의 이야기로 참여해 직장이나 주변 사람들과의 관계에서 있었던 일을 솔직한 감정으로 표현해 본다. 잘못된 언사나 행동에 관해서도 진솔하게 성찰하며 그때 마음을 이야기해 준다. 이 과정이 어색하다고 희화화해서는 안 되며, 그 순간만큼은 다소 마음이 오글거리더라도 진심을 담아 아이에게 마음을 전해야 한다. 만약 아이가 부모를 격려하거나 사건에 관심을 갖고 공감해 준다면 진심으로 감사해야 한다. 모든 대화에서 원하는 만큼의 피드백이 나오지 않더라도 꾸준히 이런 모습을 보여주는 것이 중요하다.

8. 규칙을 지켜야 하는 구체적인 이유를 설명하기

규칙을 지키도록 요구할 때는 "어른이 이야기하니까 들어야 해."가 아니라, 논리적인 이유와 설명을 덧붙여 주어야 한다. 예를 들어, 컴퓨터 게임 시간을 정해야 할 때는 그 이유를 구체적 사례나 뉴스, 유명인의 조언 등을 활용하여 최대한 논리적으로 설명해야 한다. 물론 한 번 설명했다고 해서 아이가 곧바로 규칙을 잘 지키는 것은 아니다. 우리가 다이어트를 결심하지만 며칠 지나지 않아 포기하거나 "하루쯤은 괜찮겠지." 하고 생각하는 것과 다르지 않다. 이때 주변의 끊임없는 관심과 지지가 있다면 다이어트가 쉬워진다. 마찬가지로 아이가 하루이틀 규칙을 어기더라도 지속해서 설득하고, 자료를 반복하여 제시해야 한다. 이는 아이의 호기심과 지성을 존중하는 태도이며, 아이가 규칙의 중요성을 이해하고 자신을 소중히 여기는 데 도움이 된다.

성찰적 사고와 자기조절을 장려하는 대화의 예

학교 시험 후

부모 : "이번 시험 성적은 어때? 생각한 대로 잘 나왔어?" / 잘못된
　　　질문 : "몇 점이야?"

아이 : (부정적 답변) "몰라.", "××점이야.", "물어보지 마세요."

부모 : "어, 그랬구나. 그래서 기운이 없는 건가? 근데 맞은 건 어떤
거야? 이런 걸 다 알고 있었구나. 흠, 이런 건 잘 몰랐던 거
네. 안타깝다 그치? (잠시 시간을 가진 후) 어떻게 하면 다음
에 더 잘할 수 있을까? 알았어, 안 물어볼게. 나중에 알려줄
거지?"

주의해야 하는 반응 : "성적이 떨어졌네.", "모르는 게 어딨어. 엄마가
물어보면 대답을 해야지."

친구와 싸운 후

부모 : "오늘 친구와 싸웠다고 들었어. 무슨 일이야?" / 잘못된 질
문 : "너 오늘 친구랑 싸웠다면서?"

아이 : (이유를 대고 화를 내며) "몰라도 돼요."

부모 : "그랬구나. 너 오늘 기분 나빴겠다.", "네가 기분이 나빴다
니 엄마도 속상해. 우리 어떻게 할까?", "엄마가 기분 좋게
해주고 싶은데 뭐 해줄까? 너 좋아하는 거 먹을까?" (기분이
좋아진 후) "그럼 너는 그때 어떻게 처리했어?", "다음에는 어
떻게 다르게 처리할 수 있을 것 같아?"

주의해야 하는 반응 : "그래도 네가 참았어야지. 네가 잘못했네. 엄마
가 전에 뭐라고 했니?"

미래의 목표에 관한 이야기

부모 : "내년에 특별히 하고 싶은 거나 목표가 있니?" / 잘못된 접
근 : "내년에는 지금보다 열심히 해야 해."

아이 : "저는 더 나은 성적을 받고 게임도 잘하고 싶어요.", "없어요."

부모 : "좋아! 오 그런 목표가 있었네. 훌륭하다.", "그럼 목표를
달성하기 위해 뭘 할 거야? 어떤 단계로 계획을 세워야 할
까? 그럼 생각해 보자. 생각나면 얘기해 줄 수 있니?", "없는
것도 목표야. 그럼 즐겁게 살기 이런 건 어때?"

주의해야 하는 반응 : "게임하면서 어떻게 시험을 잘 보니?", "그렇게
하려면 차라리 하지 마.", "계획을 세워야지. 목표가 없으면
학교는 왜 가는 거니?"

힘든 시간을 보낸 후

부모 : "오늘 하루 힘들었지? 무엇이 너를 제일 힘들게 했을까?" /
잘못된 접근 : "정말 힘들다. 너 때문에."

아이 : "애들이 나를 놀렸어요.", "엄마 때문에 짜증 나요."

부모 : "정말 스트레스 받았겠다. 지금은 기분이 어때? 좀 나아졌
어? 아이들이 그럴 때 다음엔 어떻게 하면 좋을 거 같아? 엄
마가 도와줄 게 있을까?", "진심으로 미안해. 어떻게 하면
용서받을 수 있을까? 엄마도 실수할 때가 있단다."

주의해야 하는 반응 : "애들이 왜 놀리겠어. 네가 그러니까 그렇잖
아.", "네가 엄마를 짜증 나게 하는 건 생각 안 하니?"

잘못된 행동 판단에 관한 이야기

부모 : "이렇게 하면 어떻게 될 거 같아? 그럼 너는 어떻게 하고 싶
어?", "그럼 너는 어떻게 해볼래?", "그러면 어떻게 하는 게 좋

을까?"

잘못된 예 : "그렇게 하면 안 돼 …되니까. 그러니까 너는 …해야지."

다르게 하면 좋겠다고 조언할 때

부모 : "네가 … 하고 싶었구나. 그런데 친구들이 몰라준 거네. 속
상하겠다. 그러면 친구들이 알게 하려면 어떻게 해야 할까?
네 마음은 어때? 너는 어떻게 하고 싶어? 네 친구는 네가 어
떻게 하는 걸 바랄까? 엄마가 도와줄 건 없을까?"

잘못된 예 : "그럴 때는 … 하는 거야. 네가 그렇게 하면 친구들이 싫
어해. 그렇게 하니까 친구들이 싫어하는 거야."

아이가 선택한 것이 마음에 들지 않을 때

부모 : "네가 하고 싶은 게 그거로구나. 우리가 전에 비슷한 일로
얘기한 적이 있는데 기억나니? 사실 엄마는 아직 네가 왜 그
렇게 했는지 잘 이해가 안 되지만, 그래도 네 생각이 중요하
니까 네가 하고 싶은 대로 해봐. 하지만 너는 언제든지 생
각을 바꿀 수도 있어."

잘못된 예 : "그러니까 안 되는 거야. 그렇게 하면 안 된다고 엄마가
말했지? 계속 친구들과 문제 만들고 싶어? 그런 건 아니잖
아. 그럼 어떻게 해야 해? 엄마가 전에 뭐라고 했어. … 해야
한다고 알려줬잖아"

하기 싫어하는 것을 하도록 지시할 때

부모 : "지금 할 일은 뭐야? 뭔가 잊어버린 거 같은데…. 너는 기억력이 좋잖아. 잊어버렸을 리가 없어. 네가 잘할 수 있을 거라고 엄마는 믿어."

잘못된 예 : "너 지금 … 해야 해. 지난번처럼 하면 안 돼. … 안 하면 루저가 되는 거야. 엄마가 너를 위해서 하라고 하는 거 알지?"

같은 말을 반복할 때

부모 : (아이가 반복한 말을 다시 하면서) "엄마가 아나 모르나 시험하는 거야? 맞아, 엄마가 너보다 기억력이 안 좋은 거 같아. ○○ 덕분에 엄마가 메모리 연습한다. 자, 이제 내가 맞춰볼까?", (같이 동시에 말하면서) "찌찌뽕! 이제 엄마 연습 끝…. 우리 다음엔 무슨 얘기 할까?"

잘못된 예 : "도대체 언제까지 같은 이야기를 할 거니? 이제 그 얘긴 그만하고, 다른 얘기 하자."

문제행동 해결하기,

감정 표현하기,

자기 옹호 기술 촉진하기

고기능 자폐 아동의 문제행동 해결과 제한 설정

아동의 정서 발달단계의 성장 과정에서 언제나 예외없이 예상치 못하게 만나는 어려움이 있다. 바로 문제행동의 해결과 감정의 표현이다. 대부분 문제행동은 자기조절의 어려움에서 비롯하지만, 이외에도 사회적 신호를 똑바로 인식하지 못하거나 본인이 가지고 있는 독특한 표현이나 반응을 주변에서 이해하지 못할 때, 그리고 이에 적절히 대처하지 못할 때* 본인의 의지와 상관없이 발생하기도 한다.

문제행동을 해결하기 위한 전략은 아동의 정서기능 발달 수준에 따라 달라져야 한다. 아동이 아직 1~3단계의 정서 발달이 안정적이지

---

* Engaging Autism Chapter 26. Greenspan.

　고기능 자폐·ADHD 아이를 위한 플로어타임 가이드

못하다면, 아동이 조절할 수 있도록 주변 환경을 조성하거나 아동의 감각적 어려움을 충족해 주는 방향으로 도움을 주어야 한다. 또한 부드럽게 전환할 수 있도록 접근해야 한다.

고기능 자폐 아동의 경우 충분히 상황을 인식하고 있지만 잘못된 판단과 선택으로 문제행동을 일으킨다면 다른 전략을 세울 수 있다. 자신을 안정시키는 방법을 스스로 선택할 수 있도록 선택권을 주거나, 예상되는 결과와 경험을 미리 이야기하여 연습할 수 있다. 벌칙보다는 대체 기회를 주거나 벌칙조차도 스스로 선택할 수 있게 하는 것도 좋은 방법이다.

우리가 일반적으로 생각하는 벌칙이 아이에 따라 극도의 스트레스가 될 수 있다는 점을 잊어서는 안 된다. 예를 들어 조용한 방에 혼자 있기와 같은 벌은 보통 심각하게 느껴지지 않을 수 있지만, 아이들의 생물학적 특이성(감각처리) 때문에 어떤 경우에는 체벌보다도 더 심한 공포로 다가올 수 있다. 따라서 원인과 결과에 관해 이야기해 보고 스스로 제한을 설정하며 본인이 책임질 수 있는 환경을 조성해야 한다. 그리고 이 과정 자체를 아이의 정서기능 발달단계 향상의 기회로 삼도록 한다. 이때 목표는 문제행동 자체를 없애는 것이 아니라 문제행동이 발생한 상황을 성장의 기회로 활용해 더 나은 발달을 이루도록 돕는 것이다.

감정 표현의 미숙함을 어떻게 극복할 수 있을까?

감정 표현의 미숙함은 고기능 자폐인의 공통된 숙제이다. 감정 표현뿐 아니라 사실 인식조차 미숙하여 이 문제가 사회적 상호작용을 더욱 어렵게 만드는 듯하다. 중요한 것은 이 문제를 어떻게 더 긍정적으로 발전시킬 수 있는가 하는 점이다. 우선은 어렸을 때부터 감정 신호에 관한 경험을 많이 하는 것이 필요하다. 그러나 아이러니하게도 내가 만난 자폐 아동의 부모 중에는 매우 이성적이고 감정 표현을 절제하는 특성을 가진 경우가 더 많았다. 아이가 타인의 표정이나 정서를 민감하게 느끼지 못하는 데다 부모도 감정을 절제한다면, 아이가 감정을 경험할 기회는 더욱 줄어들 수밖에 없다. 따라서 이 문제를 해결하기 위해서는 부모의 보다 의도적인 노력이 필요하다.

○ 의도적으로 표정이나 제스처로 정서를 강하게 표현한다.

○ 부모가 감정을 솔직하고 강하게 자주 표현한다. 이는 아이도 감정을 스스로 억압하지 않고 자연스럽게 표현할 수 있도록 도와준다.

○ 놀이의 내용에 사실적 이야기보다 감정과 정서적 내용을 많이 포함하여, 이를 인식하고 표현하는 연습을 한다.

예 1

기차가 진짜 빠르다. vs 기차가 빨리 달리고 싶어 하네 또는 나는 빨리 달리고 싶어.

예 2

뽀로로가 과자를 먹네. vs 뽀로로야, 뭐 먹고 싶어? 또는 과자 좋아 하니?

○ 놀이에서 공격적인 정서나 부정 정서가 표현되는 데 대해 적극적으로 공감하고 받아들이고, 같이 그 감정을 해결하는 방향으로 이야기를 만든다. (반드시 그 즉시 해야 할 필요는 없으며, 시간을 가지고 해도 된다)

○ 감정은 가르치는 것이 아니라, 느끼는 것임을 잊지 말아야 한다.

자기 옹호 기술 촉진하기

고기능 자폐 아동은 자기 생각이나 감정을 인식하는 능력은 갖추고 있지만, 이를 사회적으로 적절한 방식으로 표현하거나 자신의 권리를 주장하는 행동으로 연결하는 데에는 어려움을 겪는 일이 많다. 특히 전통적이거나 문화적으로 '다름'에 대한 존중이 부족한 환경에서는, 자폐인이 자신의 필요나 불편함을 타인에게 설명하고, 도움을 요청하거나 거절 의사를 표현하는 일이 더욱 어렵고 낯설다. 이는 사회 전체가 장기적으로 개선해야 할 중요한 과제이다.

이러한 맥락에서, 자신의 거절 의사를 분명하게 표현하는 능력은 자기 옹호의 핵심이 되며, 이는 단순히 시간이 지나면서 자연스럽게 습득되는 것이 아니라, 의도적이고 지속적인 지원을 통해 체계적으로 길러져야 한다.

자기 옹호는 단순한 의사 표현의 기술을 넘어, 자기 인식(self-awareness)과 자기 수용(self-acceptance)을 바탕으로 이루어진다. 따라서 발달적 관점에서는 아동이 자신의 감정, 감각, 욕구, 신념 등을 점진적으로 이해하고, 이를 타인과의 관계 속에서 효과적으로 표현해 보는 반복적인 경험이 필요하다.

고기능 자폐 아동을 위한 자기 옹호 촉진 전략에는 어떤 것들이 있는지 몇 가지 사례를 살펴보자.

○ 아동의 감각적, 정서적 특성을 언어로 설명해 주는 모델링을 자주 보여준다.

예

> "네가 지금 시끄러워서 귀가 아픈 것 같네. 그럴 때는 '소리를 줄여 주세요.'라고 말하면 돼."

사례 1 : 체육 시간의 호루라기 소리를 과도하게 싫어하여 도망가던 아이에게 "귀가 아플 때는 손으로 귀를 막거나 선생님께 조용히 말해도 된단다."라고 안내했고, 이후 아동은 본인이 귀마개를 착용하거나 "지금 소리 때문에 힘들어요."라고 표현하는 방법을 스스로 선택할 수 있게 되었다.

사례 2 : 단체 활동을 힘들어하는 어린 학생이라면, "네가 힘들 때 잠시 쉴 수 있는 안전장소가 있어."라고 알려주고, 조용한 구석 공간을 제공한다. 아이가 자기조절이 필요할 때 선생님께 알리고 잠시 편안하게 있을 수 있는 공간을 만들어주

 고기능 자폐·ADHD 아이를 위한 플로어타임 가이드

는 것도 중요하다. 필요하다면 부모가 선생님과 의논하여 실현할 수 있다. 이러한 경험은 아이가 존중받고, 자신을 스스로 보호할 수 있는 자신감을 준다.

○ 아동이 자신의 선택과 의견을 표현할 수 있는 기회를 일상에서 자주 제공한다.

예

> 놀이 시간에 어떤 놀이를 하고 싶은지 고르게 하거나, 수업 중 책상 위치나 앉는 곳을 선택하게 하는 것.

사례 1 : 아동은 단체 모둠 활동을 싫어하고 등원을 거부했지만, 유치원에서 선택 활동으로 '혼자 책 보기', '작은 그룹 놀이'를 제공하면서부터 등원을 거부하지 않게 되었다. 자신의 선택이 존중받는 경험을 통해 점차 자율적으로 단체 활동에 참여하는 빈도가 높아졌다.

사례 2 : 일부 열린 교육을 실천하는 학교들은 최소 초등 저학년까지는 일률적인 교실 환경 대신 아동이 바닥이나 의자에 앉는 것을 스스로 선택할 수 있게 한다. 이런 존중의 환경은 아이들의 학교 활동 참여도를 높인다.

사례 3 : 쓰기 시간에 다양한 양식의 종이(줄이 있는 종이, 백지 등)를 제공하여 글씨 쓰기를 싫어하거나 이에 불안감이 있는 아이도 자신을 마음껏 표현하게 해준다.

○ 실제 또는 상상놀이 상황을 활용해 자기 옹호 연습을 해본다.

예

친구가 장난감을 빼앗는 상황에서 "그건 내가 할 차례야."라고 말해보는 연습.

사례 1 : 역할놀이에서 '친구가 내 블록을 가져갔을 때' 상황극을 반복하며, "그건 내 거야.", "돌려줘.", "기다려 줄래?" 등 다양한 표현을 말해보는 활동을 통해 실제 상황에서도 자신 있게 말할 수 있도록 한다.

사례 2 : 역할놀이에서 거절하는 연습을 할 수 있다. 아이가 "난 그거 싫어.", "지금은 안 하고 싶어요.", "힘들어요.", "지금은 말하기 싫어요." 같은 표현을 쓰도록 돕는다. 거절 연습을 할 때는 상대와 상황에 따라 감정을 조절하며 대안을 제시하는 문장놀이를 할 수도 있다. "이건 싫어요." 대신 "다른 걸 해볼래요.", "다른 거 하자." 등등.

궁극적으로 자기 옹호는 자폐 아동이 자신을 보호하고, 타인과의 관계에서 건강한 상호작용을 지속할 수 있게 해주는 중요한 생존 기술이다. 이 기술은 아동이 세상 속에서 자신을 표현하고, 자기 삶에 주도성을 가질 수 있도록 하는 강력한 기반이 된다.

또래 관계에서의 자기 옹호와 개입

고기능 자폐 아동은 또래와의 관계에서 겉보기에는 사회적 참여가 가능한 것처럼 보이지만, 실제로는 또래 간의 미묘한 신호를 이해하거나 사회적 위계, 집단 내 규칙을 파악하는 데 어려움을 겪는다. 특히 운동이나 게임과 같은 협동적 상황에서는 이런 어려움이 더 두드러지며, 그로 인해 "넌 빠져.", "그만해."와 같은 거절을 경험할 수 있다. 이러한 부정적인 상호작용은 아동의 자기 인식과 자존감에 깊은 상처를 줄 수 있으며, 자기 옹호로 나아가는 길을 가로막는 큰 걸림돌이 된다.

이러한 상황에서 대부분 부모는 두 가지 선택을 두고 고민한다. 부모가 개입할 것인가, 아니면 내버려두어 아이가 스스로 부딪히며 해결하게 두는가의 문제이다. 바로 개입해 버리면, 아이는 앞으로도 부모에게 모든 것을 의지하려고 할 수 있고 또래에게는 비웃음의 대상이 될 수도 있다. 결과적으로 진짜 관계 형성의 기회는 더 멀어질 수 있다는 단점이 있다. 그렇다고 해서 그냥 내버려두어서도 안 된다. 자폐 아동에게 이런 갈등은 존재 자체가 거절당한 것 같은 감정을 유발할 수 있기 때문이다. 자칫하다가는 피해의식과 낮은 자존감으로 더 사회에서 고립될 수도 있다.

그렇다면 아동이 부당한 대우를 받는 상황을 방임하지 않으면서도 단순한 보호자의 입장이 아닌 방식으로 중재할 수 있을까? 이때는 '관계의 조율자'로서의 개입이 필요하다. 아동의 감정과 처지를 대변하면서도, 또래와의 관계가 단절되지 않도록 조심스럽고 전략적으로 조율해야 한다.

예를 들어, 자폐 아동이 또래에게 배척당했을 경우, 어른이 개입해 "애도 잘할 수 있어.", "친구들끼리 그러면 안 돼."라며 무리하게 끼워 넣기보다는, 아동의 감정을 먼저 인정하고 그 감정을 표현할 수 있도록 돕는 것이 자기 옹호의 첫걸음이 된다. "속상하지?", "애들이 그렇게 말하니까 어떤 기분이 들었어?"와 같은 질문을 통해 감정과 경험을 언어로 연결하여 표현하게 한다. 동시에 또래에게는 비난이 아닌 '함께하는 방법을 고민하는 역할'을 제시하는 것이 중요하다. "다 같이 할 수 있는 다른 방법은 없을까?", "우리 역할을 바꿔보면 어떨까?" 같은 질문으로 그룹 안에서 다양성을 수용하고 함께 조율하는 경험을 제공한다.

만일 경쟁 중심의 게임이거나 팀 활동이 반복적으로 좌절감을 유발한다면, 규칙을 조정하거나 참여 방식을 다양화할 필요가 있다. 팀이 아닌 개인 미션 중심으로 놀이를 구성하거나 직접적인 경기 참여 대신 도우미, 심판, 기록자 등의 역할로 참여하게 하는 것도 하나의 방법이다. 아동이 자신에게 맞는 방식으로 "나는 이걸 잘할 수 있을 것 같아."라고 표현할 수 있는 기회를 얻는 것이 곧 자기 옹호의 실천이 된다.

장기적으로는 교육 과정에서 '다름'에 대한 감수성을 키우는 정서 교육과 다양성 교육이 반드시 병행되어야 한다. 결국 또래 관계 속에서의 자기 옹호는 단순히 아동이 자신의 권리를 주장하는 차원을 넘어, 타인과의 관계에서 자신의 감정과 요구를 표현하고, 공동체 안에서 존중받는 경험을 누릴 수 있도록 하는 발달적 기회이다. 그리고 이 기회는 보호자나 전문 교사의 세심하고 따뜻한 개입을 통해 비로소 실현될 수 있다.

 고기능 자폐·ADHD 아이를 위한 플로어타임 가이드

5장

실제 사례로 본
고기능 자폐 아동과 청소년의 특성 및
플로어타임 전략

주요 전략을 어떻게 실제로 적용하는지 알려주는 몇 가지 사례를 공유하고자 한다. 사례에 나오는 이름은 모두 가명이며, 행동의 특성을 제외한 나머지는 이해를 돕기 위해 각색하였다.

모든 사례에는 공통으로 적용되는 기본 목표가 있다. 첫째, 아동의 개인적 차이에 대한 이해와 지지, 관계의 형성, 그리고 끈끈한 상호작용의 유지이다. 둘째, 아이의 사고를 장려하고 촉진하는 것이다. 그리고 마지막은 성찰이다.

이를 위해서 해야 할 것과 하지 말아야 할 것을 간략히 정리해 보았다.

고기능 자폐·ADHD 아이를 위한 플로어타임 가이드

해야 할 것	하지 말아야 할 것
1. 아이와 튜닝하고, 아이의 질문에 대답하고 반응한다. 자신이 세상에 큰 영향을 끼치는 영향력 있는 존재임을 느끼게 해주어라.	1. 아이가 해야 할 것을 먼저 찾아서 제시하고 가르치며 보게 한다.
2. 여러 번의 긴 서클로 대화할 수 있도록 환경을 조성하거나 놀이나 대화를 구성한다.	2. 아이에게 따라 하도록 시키거나, 관심이 없어 보여도 새로운 것을 보여주고 모방하게 한다.
3. 아이가 말이 안 되는 대답을 할 때는 말이 되도록 이끌 수 있게 계속 도전한다. (예 : 질문하기, 유머나 억지 부리기 등)	3. 아이가 잘못된 표현을 하거나 정답이 아닌 것을 말하면 계속 수정하고 고쳐준다.
4. 어떤 것이든 하나 이상의 자기 생각이나 이유를 말할 수 있게 하고, 어떤 상황이든 한 가지 이상의 관점으로 바라볼 수 있도록 한다.	4. 맞지 않는 행동을 하면 즉시 가르치고 훈육한다.
5. 책이나 게임, 영화 등 무엇이든 자신의 선호도를 말하고 비교할 수 있게 한다.	5. 아이가 잘 모르는 것은 하나하나 세심하게 찾아 가르치고 따라 하게 한다.
6. 대화할 때는 정도를 묻고, 어떤 것이 얼마나 중요한지 표현하도록 한다.	6. 유행하는 것이나 남들이 하는 것은 빠짐없이 시킨다.
7. 자기 행동에 관해 스스로 판단하게 한다. 어렵다면 지속해서 연습하게 한다.	7. 학교 수업에서 뒤처지지 않도록 선행학습을 시켜, 아이가 학교에서 뒤떨어져 보이지 않게 한다.
	8. 어떤 행동이 잘못된 것인지 지속해서 관찰하고 지적한다.

전환이 어렵고,

규칙을 잘 지키지 못하고,

단체 생활이 어렵다

8살 병준이는 어려서부터 똑똑하다는 이야기를 들었다. 말은 조금 늦었지만 금방 글을 읽기 시작했고, 가르치지 않았는데도 알파벳이나 숫자를 좋아하며 잘 따라 했다. 순하고 혼자서도 잘 노는 아이였으며, 무엇이든 관심을 가지고 특히 사람을 좋아해 누구든 말을 걸면 대답도 잘하고 질문도 잘하여 어른들의 사랑을 받았다. 부모는 모두 전문직이었고, 할머니가 양육을 도와주셨으며, 어린이집에는 다니지 않았다.

혼자 놀기를 좋아했고, 유치원에서 단체 활동에 잘 참여하지 않았으며, 아이들이 모이는 활동 시간에도 늘 혼자 처지거나 무언가에 열중하느라 선생님의 통제가 어렵다는 보고가 있었다. 집에서 할머니와 함께 있을 때와는 달리 유치원에서는 말을 별로 하지 않았고, 점심도 잘 먹지 않았다. 부모는 일부 걱정을 하긴 했지만, 시간이 지나면 나아지리라 생각했다. 이후 병준이는 초등학교에 들어갔고, 그즈음 할머니가 편찮으셔서 함께 살지 못하는 상황이 되었다.

할머니 대신 어머니가 병준이를 주로 돌보게 되었는데, 어머니는 본인이 이성적이고 합리적이라고 생각하는 전문직 여성이었다. 그러나 병준이를 직접 양육하면서 아이가 정해진 스케줄대로 숙제하거나 밥을 먹고 취침하지 못하는 데 스트레스를 받았고, 결국 병준이는 학교에서도 점심시간이나 체육 시간에 이탈하며 문제를 일으키게 되었다.

위 아동은 8세에 아스퍼거 진단을 받은 케이스이다. 그때까지는 아무도 자폐적 성향이 있다는 것을 의심하지 않았지만, 양육자에 의하면 위험 요소가 있었음을 짐작할 수 있다. 아이를 안전하고 따뜻하게 돌봐주시던 할머니의 부재와 아이의 특성을 잘 이해하지 못한 어머니와의 갈등이 문제로 드러낸 사례이다. 이처럼 자폐적 성향은 어떻게 지원하느냐에 따라 큰 문제 없이 무난히 사회 적응력을 높이며 살아갈 수도 있지만, 반대로 어려운 환경을 만나면 증상이 심화할 수도 있다.

자신을 중심으로 편안하게 제공되던 환경에서는 어려움이 드러나지 않았지만, 다른 사회적 환경에서 문제에 직면했을 때 아이는 이를 어떻게 해결해야 하는지에 대한 경험이 없었다. 게다가 아동을 지지해 주어야 할 양육자가 아동을 잘 이해하지 못했다. 상대적으로 할머니와의 애착 관계보다 어머니와의 관계가 견고하지 못했고, 정서적 상호작용도 부족했다. 아동은 사회적 문제 해결력이 부족했고, 기질적으로 순종적

이어서 자기 생각을 표현할 기회도 얻지 못했던 것으로 추정된다. 즉 언어 및 기초 인지 기능은 떨어지지 않지만, 급작스러운 환경의 변화(할머니의 부재)로 인한 불안감이 조절 능력, 사고력, 사회적 문제 해결 역량에 부정적인 영향을 주었다.

자폐증이 있는 고기능 아동의 조절 및 전환 관리를 지원하려면 먼저 그들의 특정한 어려움을 인정하는 데서 시작해야 한다. 예를 들어 병준이는 변화를 싫어하고 안전한 환경을 추구하는 민감한 아동임을 인정하고 존중해야 한다. 그리고 이를 바탕으로 신뢰를 쌓아가며, 점차 안전한 환경에서 사회적 문제 해결을 경험하도록 돕는 것이 목표가 되어야 한다.

주 사용 전략

시각적·청각적 도구를 사용하여 일정에 관한 이해를 돕는다

병준이의 일상을 간략하게 설명하는 일정표를 만들어서 벽에 붙이고, 병준이가 좋아하는 타이머 시계를 이용해서 시간을 알려준다. 일정표는 병준이가 좋아하는 캐릭터를 사용하고, 명확한 색으로 칠해준다. 병준이가 해야 할 일들 사이에는 좋아하는 놀이 시간을 조금씩 넣어준다. 병준이는 일정표를 보고 다음에 무슨 일이 일어날지 예상하고, 전환에 정신적으로 대비할 수 있다. 숫자와 시계를 좋아하는 병준이는 이 일정표를 좋아하였다. 또한 타이머로 미리 신호를 보내는 것도 즐겨 듣고, 다음에 할 일을 준비하게 되었다.

 고기능 자폐·ADHD 아이를 위한 플로어타임 가이드

정확한 활동 순서 정하기 — "먼저 이것부터 하고 다음에 ○○○."

명확하게 현재 할 일을 알려주고, 다음에 할 것에 대한 기대와 동기를 부여하는 방식으로 전환을 구성한다. 이 방식은 아동이 극심하게 몰두하는 활동을 통제하기 위해서도 사용할 수 있다. 순서를 강조하고 덜 선호하는 활동과 선호하는 활동을 짝지어 놓으면, 비선호 활동을 하는 데 동기가 될 수 있다. 또한 선호 활동으로의 전환 경험이 쌓이면, 전환에 대한 불안감 자체가 줄어드는 효과도 기대할 수 있다.

점진적인 전환과 전이 객체의 이용

전환 과정은 아동이 관리하기 쉽도록 단계적으로 나누어야 한다. 갑작스럽게 한 활동에서 다른 활동으로 넘어가기보다는, 놀이 후 구석 한쪽을 정리한 뒤 놀잇감 하나를 가지고 숙제를 하거나 식사 자리로 이동하게 한다. 갑작스러운 전환이 반복되면 전환 자체에 대한 불안감이 더 커질 수 있다. 이때 피규어 등 아동이 편안하게 느끼는 물건을 전환 과정에서 함께 지닐 수 있도록 하면, 전환이 한결 부드럽게 이루어진다. 익숙한 물건은 안정감과 연속성을 제공해 놀이, 숙제, 목욕, 식사 등 다양한 상황에서 전환의 스트레스를 완화한다.

스토리텔링

전환 과정을 짧고 명확하게, 안심할 수 있는 이야기로 구성하여 설명한다. 전환이 왜 필요한지 이해하도록 돕는 이야기책을 읽어주는 것도 효과적이다. 예컨대 취침 전 이야기에서는 그림과 함께 "저녁 식사 후 잠자리에 듭니다. 먼저 잠옷으로 갈아입고 양치질합니다. 마지막으로 책

을 읽고 불을 끕니다. 잠자는 동안 몸과 머리가 휴식을 취하고 성장합
니다."와 같은 설명을 포함할 수 있다.

긍정적 강화

성공적인 전환에 대해 긍정적인 피드백이나 작은 보상을 제공한다.
전환을 긍정적인 경험과 연결함으로써 시간이 지나면서 전환이 두렵지
않은 과정으로 인식되도록 돕는다.

역할놀이

놀이 속 상황을 통해 전환 연습을 반복해 본다. 이때 다양한 캐릭
터를 등장시켜 각자의 상황과 감정을 탐구하고, 아이가 자기 생각을 직
접 표현할 수 있게 한다. 이러한 연습이 축적될수록 아동은 실제 전환 과
정에 더 익숙해질 수 있다.

사례 2

자기 관심사만 고집하며 집중하고, 다른 사람과 대화가 되지 않는다

10살 기준이는 6살 때 고기능 자폐증으로 진단받았다. 사실 기준이는 기억력이 매우 뛰어나고, 어려서는 자동차에 빠져 있었다. 여러 자동차 회사와 브랜드, 기계 장치, 엔진의 역사와 사양에 관해 몇 시간이고 이야기할 수 있었으며, 자동차만 보면 들여다보느라 밥 먹는 것도 잊을 정도였다. 이를 제지하면 주변의 물건을 던지거나 소리를 지르고 아무 데서나 드러눕기도 했지만, 지금은 그 정도는 아니다. 그러나 여전히 일상적인 대화—예컨대 학교에서 있었던 일이나 친구의 생일과 같은 주제—에는 전혀 관심을 보이지 않고, 주변 모든 사람에게 자신이 좋아하는 자동차나 숫자, 최근에는 화산에 관한 이야기만 한다. 부모는 기준이와 대화를 이어갈 수 없다고 느껴 차라리 기숙학교에 보내는 것이 낫지 않을까 고민하고 있다. 기준이는 친구들이 자신을 싫어한다고 말하며, 자신 또한 학교에 가기 싫다고 한다.

이 사례는 어릴 때 고기능 자폐로 진단받고 지속해서 놀이치료와 그룹치료를 받았으며, 뛰어난 인지능력 덕분에 일반 학교에 진학하는 데는 큰 문제가 없었다. 그러나 시간이 지날수록 사회적 소통의 어려움이 드러나면서 자신감을 잃고, 점차 주변에 적대감을 가지게 된 케이스이다. 아동은 자신에게 다가오는 친구들에게 자신의 흥미나 관심사를 공유하는 것은 좋아하지만, 자기중심적 사고가 강해 다른 사람의 말을 경청하거나 타인의 관점을 이해하지 못한다. 문제가 발생했을 때도 자기 입장에서만 생각하고 주장하는 경향이 두드러진다. 이러한 성향의 아동은 심할 경우, 성장하면서 사회와 공동체에 적대감을 품고 피해의식에 빠질 위험이 있다.

주 사용 전략

흥미 있는 주제에 대한 인정과 존중 보여주기

이러한 아동을 돕는 데 가장 중요한 전략은 자신의 가치를 진심으로 인정받고 검증받으면서, 다른 사람의 관점을 이해하는 연습을 하는 것이다. 아이가 열중하는 것에 존중을 보여주고 신뢰를 쌓으면서 대화 주제를 확장하는 것이다. 이는 그저 "네 말을 들어주었으니, 이제 내 말을 들어줄 차례야." 또는 "사람들은 모두 다른 생각을 하고 있어."라고 알려주는 것으로는 해결되지 않는다. 오랫동안 아이를 잘 아는 부모나 조력자와의 관계와 대화 속에서 이루어질 수 있다.

 고기능 자폐·ADHD 아이를 위한 플로어타임 가이드

> 아동이 가지고 있는 흥미에 대한 관심과 칭찬, 인정, 공감이 선행되
> 어야 하고, 이후에 다른 주제에 관한 이야기로 넘어가야 한다. "자동
> 차에 관해 정말 많이 아는구나. 얼마나 많이 공부했는지 놀랍다. 네
> 가 자동차에 관해 그렇게 많이 알고 있다니 놀라운데! 정말 자랑스
> 러워. 그런데 오늘은 다른 것도 듣고 싶은데. 자동차도 그렇게 많이
> 아는데 다른 것도 많이 알고 있겠지? 궁금하다…. 학교에서 어떻게
> 보냈는지, 오늘은 무엇을 배웠는지 정말 궁금해. 그러고 나서 자동
> 차 얘기를 더 많이 듣고 싶어."

점진적으로 주제를 전환할 수 있는 틀 만들기

대화 중에 언제 주제를 바꿀 수 있다는 설정을 미리 하고, 그때까
지는 일정 시간 동안 자신의 관심사에 관해서만 이야기할 수 있도록 허
락한다. 시간을 충분히 주는 것이 좋고, 미리 시간을 상의해서 정해도 좋
다. 이러한 아동 대부분은 자신의 이야기가 가로막히고 제지당하는 경
험을 한 경우가 많다. 일정 시간 동안 자신이 하고 싶은 이야기만 해도
된다는 것은 아이에 대한 존중과 인정을 의미한다. 자신의 이야기를 할
수 있는 시간이 지속해서 허용된다는 것을 알게 되면, 지나친 집착에서
벗어나기 쉽다.

> "앞으로 5분 동안 네가 아는 자동차 이야기를 해보자. 그리고 오늘
> 미술 시간에 무엇을 했는지 이야기해 보자. 그러고 나서 재미있는
> 자동차 이야기가 더 있다면 또 5분 동안 해보는 거야."

시각적 지원과 사회적 스크립트 사용

이야기할 때 주제에 관한 카드나 시계 등을 사용하면, 아이가 자신이 얼마나 이야기하는지 인식할 수 있다. 또한 주제 뽑기와 같은 게임은 주제 전환 방법이 될 수도 있다.

예

> 도로를 만들어 여러 가지 사인(스톱 사인, 신호등, 건널목, 편의점, 놀이터)을 만들고, 각 지점에 도착했을 때 새로운 주제를 만날 수 있는 카드나 메모지를 붙여둔다. 카드나 메모지에는 아이가 좋아하는 주제를 포함해 몇 가지 다른 주제를 섞어 놓는다. 이러한 게임은 아이가 상호적인 대화에 참여하는 데 도움이 될 수 있는 시지각 단서를 제공해 동기를 유발하고 수행을 장려한다.

관심사를 더 광범위한 맥락으로 확장하고 통합하기

주된 관심을 다른 연관 주제와 연결해 대화 범위를 넓힐 수 있도록 한다.

예

> 자동차의 사양이나 모델에 따라 어디로 가면 좋은지, 몇 시간 운행 후 어디에 도착할 수 있는지, 무엇을 하기 위함인지, 몇 명이 탈 수 있는지 등으로 이야기를 연결한다. 여러 가지 사회문제나 수학 문제와도 연결해 볼 수 있다. 인지능력이 뛰어나고 새로운 정보 수집에 민감한 아스퍼거 아동은 자신의 관심사와 관련된 새로운 정보를 통합하면서 확장이 가능하다.

상호주의에 대한 모델링

대화나 놀이에 다른 사람의 관심사나 감정에 관해 질문하는 것을 포함하여 먼저 시범을 보이고 차례로 해보게 한다. 질문에 성공적으로 참여하거나 타인에게 관심을 가진 데 진심으로 감사하는 모습을 보여 아이의 행동을 강화한다. 특정 감정을 강요하거나 기대하는 것을 가르치지 말고, 솔직한 생각을 이야기해 준다.

성찰을 통한 자기 인식 촉진

대화를 마친 후 이야기가 어떻게 진행되었는지 성찰함으로써 자기 인식을 개발할 수 있다. 새로 알게 된 것과 함께 대화에 참여하는 즐거움에 관해 이야기해 본다. 어느 정도 이야기하다가 주제를 바꾸는 것에 관한 인식과 그 결과에 관해 생각할 수 있는 시간을 갖는다. 당장 결과에 관해 정의할 수 없더라도, 지속해서 주제를 전환하는 연습을 하고 그것을 인식하는 것은 매우 중요하다.

예

> "오늘 자동차에 관해 얘기해 줘서 많이 알게 되었어. 너는 어때? 내가 해준 얘기가 재미있었니? 새로운 걸 알게 되었니? 만일 네가 ○○랑 얘기할 때 ○○에게 말할 기회를 주면 그 친구는 어떻게 생각할까? ○○는 너한테 자동차 이야기를 듣는 게 재미있었을까? 다른 이야기를 하고 싶진 않았을까? 너는 자동차를 좋아하잖아. 그런데 ○○는 어떤 걸 좋아하니?"

한 가지 놀이와
정해진 순서의 스토리만 고집한다

7세 민주는 3살 무렵 가르쳐주지 않았는데도 혼자서 한글과 영어를 깨쳐 일찍부터 '천재'라는 말을 들었다. 어머니는 민주를 영어유치원에 보냈고, 기대하는 바가 많았다. 고집이 세고 매우 예민했지만 아이가 똑똑하니 개의치 않았고, 민주가 원하는 것은 대부분 들어주었다. 민주도 엄마가 원하는 것을 잘 수행했고 칭찬받는 것도 좋아하여 일찍부터 수학과 영어 공부를 시작했다. 그러나 한여름에도 긴팔, 긴 바지를 고집하고 특히 사람과 부딪히는 것을 몹시 싫어해 신체놀이를 거부했고, 유치원 친구들과도 마찰이 잦았다. 유치원에서는 늘 좋아하는 인형을 안고 다녔으며, 인형이 없으면 외출도 하지 않았다. 유치원 놀이를 재미없다고 하며 언제나 자신이 정한 스토리의 놀이 내용을 반복했고, 혼자 있는 시간이 많아졌다. 다른 상황을 제시하거나 자기 말을 들어주지 않으면 화를 내고, 심지어 선생님을 때리는 일까지 생겼다.

위 아동의 사례에서는 고기능 자폐 아동(지능이 높거나 특정 재능이 있는 아동)에게 나타나는 공통적인 몇 가지 문제가 관찰되었다.

1. 감각적 민감성 : 긴팔과 긴바지를 고집하는 것, 사람과 부딪히는 것과 신체놀이를 피하는 것은 감각적 민감성과 접촉에 대한 불편함을 나타낸다. 이는 일상생활에 상당한 영향을 주어 고통을 유발하고, 사회적 상호작용과 활동 참여에 대한 회피 행동으로 이어질 수 있다. 실제로 감각적 민감성으로 인한 고통은 그렇지 않은 사람이 절대로 이해할 수 없는 영역이다.

2. 경직된 사고방식과 반복을 선호 : 자폐증에서 매우 흔하며, 불안이나 불확실성을 관리하는 대처 메커니즘인 경우가 많다. 이러한 메커니즘은 아이가 안전하다고 느끼는 데 도움이 되지만, 새로운 상황에 적응하는 능력을 방해하여 사회적, 교육적 경험을 제한하고 또래 및 교사와 갈등을 일으킨다.

3. 사회적 어려움 : 혼자 있는 것을 선호하고 위안을 위해 인형을 들고 다니는 것은 사회적 환경에서 관계를 형성하고 안정감을 느끼는 데 어려움을 겪음을 시사한다. 고립은 사회적 학습의 기회 상실로 이어지고 전반적으로 발달에 영향을 미친다. 교사에 대한 공격성은 단순한 폭력성이라기보다 자신에게 필요한 바를 최대한 효과적으로 전달하려는 나름의 노력에 따른 표현일 수 있다.

4. 감정 조절 문제 : 선생님을 때리는 것은 감정 조절에 문제가 있음을 시사하며, 충족되지 않은 기대에 대한 좌절이나 환경 변화에 대처하는 데 어려움을 겪는 것과 관련이 있다.

5. <u>높은 기대에 대한 압박과 강박</u> : 어린 시절 받은 칭찬과 주위의 기대는 아이의 지식과 능력을 키우는 데 도움이 되었지만, 동시에 어려운 것에 도전하거나 타협을 요구하는 상황에는 충분히 노출되지 않았을 가능성이 크다. 이러한 환경은 아이의 고집을 더욱 강화하고, 좌절이나 실패에 대처하는 능력을 약화하여 새롭거나 도전적인 상황에 적응하기 어렵게 만든다. 결국 지나친 찬사와 기대는 아이가 새로운 것에 도전하는 데 점점 위축되게 할 수 있다.

> **주 사용 전략**

아동의 신체 감각의 민감도를 개선할 수 있는 감각 활동 놀이

아이가 필요로 하는 감각을 받아들이고 더 편안하게 느끼도록 노력한다. 예를 들어 여름에 긴팔을 고집한다면 긴팔이면서도 가장 편하고 시원한 옷을 준비해 준다. 아동을 부모가 원하는 방식으로 끌어가려 하는 것이 아니라, 있는 그대로의 모습을 존중하는 것은 신뢰를 높이고 이후 아동이 새로운 것에 도전하게 하는 동기가 된다.

책상에 앉아서 하는 놀이나 학습 시간을 줄이고, 신체를 충분히 사용할 수 있는 감각놀이와 활동을 규칙적으로 배정한다. 이는 아동의 스트레스를 해소할 뿐 아니라 민감성과 방어적 행동 패턴을 개선하는 데 필수적이다. 또한 바깥 활동을 통해 아동은 자연에서 오는 다양한 변화를 경험하고, 이 변화를 자연스럽게 받아들임으로써 궁극적으로 유연한 사고에 도움이 된다.

고기능 자폐·ADHD 아이를 위한 플로어타임 가이드

사고의 유연성 연습

놀이에 새로운 활동이나 변화를 점진적으로 도입하여 적응력을 키워준다. 예를 들어 아이가 좋아하는 인형과 같은 인형을 하나 더 준비하고, 그 제2의 인형에 약간의 변화를 적용해 본다. 처음부터 본인의 인형에 변화를 주면 거부감을 불러일으킬 수 있다. 아동에게 친숙한 것, 아동이 허용할 수 있는 범위에 있는 작은 변화부터 시작하여, 아동이 이를 받아들이고 나아가 변화를 즐길 수 있도록 놀이를 재미있게 구성한다.

정서나 감정을 기본으로 한 대화 유지하기

지식이나 사실에 근거한 대화를 줄이고, 감정·정서·느낌과 관련된 자신의 생각을 나누는 시간을 늘린다. 아이의 감정과 생각을 격려하는 것에 집중한다. 무엇을 아는가보다, 아는 것을 어떻게 사고하고 어떻게 활용하는지가 더 중요하다.

문제해결을 주제로 한 놀이 구성

아이가 선호하는 놀이 안에서 상황을 살짝 비틀어보거나, 아이와는 조금 다른 아이디어를 제시한다. 물론 이는 아이가 잘 조절되어 있고, 관계가 안정적일 때 가능하다. 아이가 예상하지 못한 상황을 조금씩 놀이에 삽입하면서, 처음에는 아이가 어떻게 반응하는지에 초점을 두고 대화의 흐름이 끊어지지 않도록 한다. 이후 점차 새로운 해결 방안을 스스로 생각할 수 있도록 유도한다.

눈에 보이는 거짓말을 하고
남 탓을 하며
잘못을 인정하지 않는다

11살 석환이는 사회적 의사소통장애 진단을 받았지만, 성적도 상위권이고 반 친구들과도 크게 무리 없이 지낸다. 하지만 자주 거짓말을 하여 저학년 때는 지적을 많이 받았고 현재는 친구들이 자신을 왕따시키는 것 같아 짜증이 나고 속상하다. 상담 선생님에게 자신은 아무 문제가 없는데 주변에서 자기를 이상하게 본다고 말하며, 아이들이 모두 바뀌어야 한다고 주장하였다.

고기능 자폐 아동이 자주 거짓말을 하고 잘못을 인정하는 데 어려움을 겪을 때는 여러 가지 이유를 생각해 볼 수 있다. 처음에는 문자적 사고와 사회적 단서를 잘 이해하지 못해 아이의 입장에서는 거짓이 아니지만, 일반적으로 보기에는 거짓말로 보일 수 있는 상황이 있다. 이런 일이 반복되면 아이들은 결과에 대한 두려움과 불안으로부터 자신을 보호하기 위해 거짓말을 하게 되고, 이때는 누가 봐도 뻔한 거짓말이 나올 수밖에 없다. 또한 경직된 사고 패턴으로 자신이 틀렸다는 것을 받아들이기 어렵고 실수를 인정하기 싫어할 수도 있다.

예를 들어 실내에서 떠들거나 뛰지 말라는 규칙이 있다고 가정해 보자. 실제로 아이들은 선생님이 없을 때 이 규칙을 잘 지키지 않는다. 선생님들은 이를 암묵적으로 알고 있지만 굳이 문제 삼아 벌을 주려고 하지 않는다. 그러나 자폐 아동은 이러한 사회적 암묵적 의미를 잘 이해하지 못한다. 그래서 혼란스러워하며 다른 아이들처럼 눈치를 보며 행동하는 대신, 선생님이 계실 때에도 규칙을 어기고 결국 눈에 띄게 된다. 선생님은 어쩔 수 없이 그 아동을 나무라게 되고, 이때 아이는 너무 뻔한 거짓말을 하거나 반항할 수 있다. 이러한 상황에서 아동은 자신만이 불공평한 대우를 받는다고 느끼거나, 선생님이 특정하게 자신을 비판한다고 곡해할 수도 있다.

또한 자폐 아동은 동료의 특정 행동을 오해하거나 잘못 해석할 가능성이 높은데, 특히 그 행동이 부정직함과 관련되었다면 더욱 그렇다. 이는 사회적 인지 발달의 문제이다. 예를 들어, 때로는 거짓말이 용납되거나 심지어 장려되는 상황이 있다. 친구의 잘못을 바로 선생님께 일러바치지 않는 행동이 그 예이다. 그러나 자폐 아동은 사회적 상호작용의 뉘앙스나 사회적으로 허용되는 거짓말의 맥락과 정도를 이해하는 데 특히 어려움을 겪는다. 그래서 곧이곧대로 모든 일을 선생님에게 정직하게 이야기해 버린다면, 당연히 또래와의 관계에 문제가 생기고 아동은 큰 혼란을 겪게 된다.

가끔은 맥락 없는 모방으로 인한 거짓말도 발생하는데, 특히 영향력이 있거나 인기 있는 또래의 행동을 따라 할 수 있다. 그러나 언제, 왜 그런 행동이 적절한지 또는 부적절한지 완전히 이해하지 못한 상태이기에 다른 맥락에서 잘못 적용하는 실수를 저지른다. 예를 들어, 우스꽝스러운 몸동작이나 말은 쉬는 시간에는 친구들을 즐겁게 할 수 있지만, 조회 시간이나 중요한 지시를 전달받는 순간에 한다면 곧바로 이상한 아이로 낙인찍히게 된다.

대부분 말도 안 되는 거짓말은 사회적 상황을 곡해한 데서 비롯하며, 거짓말을 해야 할 때와 그렇지 않을 때를 구분하지 못하거나, 이전 경험으로 인한 보호 본능이 발동하거나, 실수를 인정한 뒤 따라올 결과에 대한 불안으로 인해 현실을 회피하는 방식으로 나타나는 경우가 많다.

주 사용 전략

조절 유지와 상호성 유지를 위해 공감과 호기심으로 접근한다

거짓말에 대한 비난과 질책 대신에 공감과 호기심으로 상황에 접근하는 것이 중요하다. 이 접근 방식은 아이가 안전하다고 느끼고, 불안과 거짓말을 해야 할 필요성을 없애고, 자기 행동을 성찰할 수 있도록 돕는다.

해결책을 직접 제시하는 것이 아니라 스스로 생각해 내도록 도우며 함께 의논하고 합의한다

사회적 뉘앙스를 명확히 이해하지 못하는 것은 자폐 아동의 대표

    고기능 자폐·ADHD 아이를 위한 플로어타임 가이드

적인 특성이다. 이는 표정, 목소리 톤, 움직임, 주변 상황을 통합적으로 인식해야 하며, 경험을 통한 피드백이 축적되어야 가능하기 때문이다. 흔히 '눈치 없다'라고 표현되는 특성이 바로 이것이다. 이는 근본적으로 감각 통합의 어려움, 그리고 어펙트(표정, 목소리 변화, 제스처 등)에 관한 이해 부족에서 비롯하므로 단기간에 해결되기 어렵다. 그러나 주변의 이해와 노력, 끊임없는 상호 소통과 성찰을 통해 점차 개선될 수 있다. 아동도 스스로 자신의 문제를 인식하고, 가까운 사람들과 허심탄회하게 이야기할 수 있어야 한다.

예를 들어 아동이 "나는 눈치가 없는 편이야. 그래서 잘 모를 수 있으니 자세히 설명해 줘."라고 솔직히 표현할 수 있다면 문제의 90% 이상은 해결된 것과 다름없다. 이를 위해서는 야단치고 가르치려 하기보다, 이해하고 공감하며 함께 고민하여 문제를 풀어나가려는 노력이 필요하다. 또 책이나 주변 사례를 통한 간접 경험으로써 사람들이 타인을 다치게 하지 않기 위해서나, 옳은 일을 지키기 위해 작은 거짓말을 할 수도 있다는 것을 이해하도록 돕는 것이 중요하다. 동시에 일반적으로는 정직이 더 낫지만, 보는 이의 관점에 따라 다르게 해석될 수 있다는 사실도 알려주어야 한다. 이러한 문제를 해결하는 데는 FEDC 4단계와 6~9단계의 전략이 모두 필요하다.

구체적인 상황에 대한 분석과 논의
— 스스로 분석하고 생각해 보기

정직함과 거짓을 관찰할 수 있는 구체적인 예를 살펴보며 맥락을 설명하게 하고, 허용되는 거짓말과 허용되지 않는 거짓말을 구별하도록

도와준다. (5, 6, 7단계)

엄마 : "기준아, 선생님께 네가 수업 시간에 게임을 하지 않았다고 말씀드렸지만, 선생님은 이미 알고 계셨잖아. 선생님이 네가 거짓말하는 걸 알고 있었지. 그런데 지난번에 영준이도 똑같이 핸드폰을 들고 있었는데, 그때는 선생님이 영준이 말을 들어주셨지. 뭐가 달랐던 걸까?"

아이 : "재수가 없었어.", "선생님이 나를 미워해."

엄마 : 이때 부모는 아이가 상황을 잘 분석해 볼 수 있도록 도와주어야 한다.

"잘 생각해 봐, 어떻게 상황이 다른지." (아이가 생각을 정리할 수 있도록 팁을 줄 수 있다) 선생님이 영준이가 게임하는 것을 직접 봤는지, 선생님이 안 계신 곳에서 했는지, 선생님이 오시는 줄도 모르고 게임을 했는지, 영준이는 평소에 게임을 많이 하는 친구인지, 아니면 평소에 하지 않는 아이인지 등등 여러 가지 상황에 관해 아이가 분석해 볼 수 있도록 한다. 이러한 분석은 상황에 따라 달라지는 결과를 이해하는 전반적 성찰에 도움을 준다. (대부분 처음에는 "몰라."라고 하거나 "생각이 안 나."라고 할 수 있다. 차근차근 하나씩 쉽게 질문하는 것이 좋다)

     고기능 자폐·ADHD 아이를 위한 플로어타임 가이드

"네가 만일 선생님이라면 어떨까? 눈앞에서 핸드폰을 열고 게임하는 아이와 핸드폰을 들고 있어서 의심은 되지만 게임을 하지 않았다고 말하는 아이가 있다면 어떻게 생각할 것 같아?"라고 물어본다. 늘 게임하는 아이와 어쩌다가 핸드폰을 들고 게임한 아이의 차이점과 공통점은 무엇인지 등을 분석해 본다.

핸드폰을 들고 있을 때 게임하고 싶은 유혹에서 벗어날 수 없다면, 어떻게 하면 좋을지 해결책을 물어본다.

앞으로 게임을 하고 싶을 때는 어떻게 하는 것이 좋을지 생각을 나눈다.

선생님이 질문했을 때 어떻게 하면 좋을까? 정직하게 말하는 것이 좋을까 아니면 거짓말하는 것이 좋을까? 다른 사람들은 어떻게 할까? 그리고 나는 어떻게 할 것인가?

거짓말했을 때 다른 사람들이 느끼는 감정은 무엇일까? 그리고 나는 무엇을 느끼나?

위의 내용은 아이와 반드시 함께 나누어야 하는 대화이다. 주의할 점은 이런 대화를 부모가 일방적으로 시간과 장소를 정해 시작해서는 안 된다는 것이다. 대화하기 전에 아이가 충분히 편안한 상태가 되도록 분위기를 조성하고, 부모가 대화하고 싶은 것이 있음을 미리 알린 뒤 아이의 동의를 얻어야 대화가 끊이지 않고 이어질 수 있다. 아이가 준비되지 않은 상태에서 "엄마랑 얘기 좀 하자."라고 갑작스럽게 말을 꺼내면, 백전백패일 가능성이 크다. 반드시 아이의 동의와 참여 의사를 얻어야 한다. 또한 질문의 예 1과 2처럼 성찰과 가정을 요구하는 질문은 아이에게 쉽게 대답을 끌어내기 어려울 수 있으므로, 시각 자료를 활용하거나 차근차근 단계를 밟아 질문하는 것이 도움이 된다.

고기능 자폐·ADHD 아이를 위한 플로어타임 가이드

같은 질문을 끝없이 반복하고, 아는 것도 계속 묻는다

이제 곧 초등학교에 가야 하는 7살 진우의 부모님은 아이가 끝없이 같은 질문을 반복하는 것이 가장 큰 걱정이다. 부모는 아이가 아스퍼거라는 것은 알고 있었다. 진우는 말이 늦게 터진 아이였는데 3세까지 거의 언어를 사용하지 않아 오랫동안 언어치료를 받았고, 5세 이후에 말문이 트였다. 처음에는 반향어도 있었고 문장을 의문문으로 말하는 경향이 있었다. 그런데 이후 언어를 어느 정도 사용하면서 질문을 하기 시작했는데, 같은 질문을 반복적으로 했다. 처음에는 정성껏 대답해 주었지만, 부모는 점점 아이가 일부러 장난을 치는 것이 아닌지 의심되어 야단치고 화를 내는 일이 벌어졌다. 부모가 화를 내면 아이는 질문을 멈추고 주눅 든 모습을 보였다. 하지만 며칠 안 가 똑같은 일이 계속되었고, 부모가 무시하고 대답해 주지 않자 엘리베이터나 길에서 만나는 사람에게 질문을 던졌다.

> 부모는 아이가 초등학교에 가서도 이런 행동을 계속할까 봐 걱정이
> 태산이다.

근본적인 이유를 알기 위해 아이의 행동과
그 맥락을 주의 깊게 관찰하기

고기능 자폐 아동이 동일한 질문을 반복하는 것은 매우 흔하게 관찰되는 행동 패턴이다. 여러 가지 요인이 있는데 무엇보다 중요한 것은 대상 아동만의 근본적인 이유를 이해하는 것이다. 이를 위해서는 아이의 행동과 그 맥락을 주의 깊게 관찰해야 한다.

다음은 추정되는 원인이다.

1. 안정감을 얻기 위하여 : 답을 알고 있더라도 불안하거나 불확실하다고 생각할 수 있고, 안정감을 느끼려면 반복적인 확인이 필요하다. 자폐적인 사람들은 불안도가 높고 일상과 예측 가능성에서 안심과 위안을 찾는 경향이 있는데, 질문을 반복함으로써 환경이나 상호작용에서 자신이 안전하다는 것을 느낄 수 있다. 이러한 이유로 예상치 못한 대답을 듣게 되면 당황하거나 화를 내거나 반대로 주눅 들며 소통을 포기할 수도 있다.

2. 정보처리의 어려움 : 일부 자폐 아동은 처음 들었을 때 그 정보를 완전히 이해하고 처리하는 데 어려움을 겪을 수 있다. 따라서 질문을 반복하는 것은 자신이 그것을 이해했는지 확인하거나 마음속

으로 다시 확인하는 방법이 될 수 있다.

3. 자신만의 사회적 상호작용 : 질문을 반복하는 것은 대화에 참여하거나 사회적 상호작용을 추구하는 방식일 수도 있다. 과거에 같은 주제로 질문을 했을 때 긍정적인 반응을 얻었다거나 부모의 칭찬을 받은 경험이 있다면, 이를 반복하는 것이 부모가 원하는 것이라고 생각할 수도 있다. 실제로 어떻게 상호작용을 시작해야 할지 잘 모를 때 상호작용을 계속하기 위해 질문을 반복할 수도 있다.

4. 감각적 즐거움 : 아동의 경우 특정 질문이나 익숙한 문구를 반복할 때 감각적 즐거움이나 진정 효과를 느낄 수 있다.

5. 표현의 어려움 : 더 복잡한 생각이나 의문을 표현하는 데 어려움을 겪고 있을 수 있다. 이럴 때는 아이가 무엇을 말하려는 것인지 주의 깊게 '톤앤매너'를 관찰해야 한다.

6. 강한 호기심과 사회적 조절력 부족 : 많은 자폐 아동은 실제로 호기심이 많다. 그러나 그 호기심을 타인과 교류하는 데 적절히 활용하거나 자제하는 기술은 부족하다. 그들에게 질문은 주변 세계에 대한 진정한 관심이기도 하므로, 적절히 관리해 주는 것이 중요하다.

주 사용 전략

질문의 맥락을 관찰하고 이유를 찾아본다

근본적인 원인을 알면 그에 따라 다양한 해결책을 제안할 수 있다. 즉 자기조절을 위한 반복적 질문인지, 정보처리의 어려움인지, 또는 실제로 강한 호기심 때문인지에 따라 전략은 달라진다. 어떤 이유에서든 가장 기본적인 것은 열린 마음과 인내심으로 아이와 교류를 지속하는 것이다. 지속적인 교류 속에서 근본 원인도 찾을 수 있고, 해결책도 나올 수 있다. 자기조절이 주원인이라면 대안적인 방법을 제공하여 아동이 더 안전하게 느낄 수 있도록 도와야 한다. 만일 정보처리의 어려움 때문이라면 다양한 도구나 시각적 자료를 활용하여 인지적 이해력을 높이도록 해야 한다.

사회적 경계를 이해하기 위한 역할놀이 구성

역할놀이를 구성할 때는 아동의 발달 수준을 고려하고, 관심사를 최대한 활용하여 참여를 끌어내는 것이 핵심이다. 이 과정을 통해 아동은 자신이 가장 자연스럽고 안전하다고 느끼는 방식으로 사회적 규범과 경계에 관해 점차 배울 수 있다. 내용과 환경은 아동의 관심사와 흥미에 맞추되, 시나리오의 흐름은 아동이 원하는 방향 그대로가 아니라 상황을 비틀거나 다른 요소를 첨가하여 조금씩 다양하게 이끌어가는 것이 중요하다. 이때에도 아동과의 상호성을 유지하기 위해서는 아동의 조절 상태와 관계가 중요하다. 어떤 전략을 사용하더라도 아동이 잘 조절된 상태에서 상호 신뢰할 수 있는 관계가 기본적으로 깔려 있어야 한다.

대안을 제공하거나 함께 해결책에 관해 논의하고 합의한다

아이가 호기심이나 사회적 상호작용에 대한 욕구가 넘치는 경우라면, 이를 충족할 수 있는 대안적인 방법을 제공할 수 있다. 예를 들어, 낮선 사람에게 갑자기 질문했을 때의 경험을 떠올리게 하고, 어떻게 하면 가장 효율적으로 원하는 답을 들을 수 있었는지를 생각해 보게 한다. 그러고 디지털 기기를 활용하거나 메모했다가 이후에 부모나 선생님에게 질문하는 방법을 생각해 보도록 할 수 있다. 핸드폰이나 패드를 무조건 부정적으로 보지 말고 적극적으로 활용해서 아이에게 도움이 될 수 있도록 지도하는 것도 필요하다. 이때 "앗, 엄마가 답을 확실히 모르겠네. 우리 같이 찾아볼까?"처럼, 부모가 먼저 모범을 보이는 것이 중요하다.

선제적 개입으로 상황이 악화하는 것을 미리 방어하기

이 문제의 해결, 즉 아동이 스스로 자신을 조절할 수 있게 되기까지는 시간이 필요하다. 필요하다면 사전에 사회적으로 문제가 발생하지 않도록 개입하고 지원해야 한다. 예를 들어 공공장소에서 아이가 갑작스럽게 질문을 하거나 낯선 사람에게 접근한다면, 부드럽게 상황을 상기시키거나 전환해 줄 수 있으며, 다른 사람에게 양해를 구하는 것도 방법이 될 수 있다.

타인의 감정에 대한 논의

아이가 낯선 사람에게 다가가 갑작스럽게 질문을 하거나 같은 질문을 반복했을 때 다른 사람들이 어떻게 느꼈을지를 함께 이야기한다. 만일 자신이 그 대상자라면 어떻게 생각했을지 상상해 보게 하고, 그 과정에서 다른 사람이 가질 수 있는 다양한 감정과 행동에 관해 대화한다. 이러한 과정은 삼각사고를 기르는 데 도움이 되며, 사회적 역학에 관한 인식을 점차 확장하는 데 도움이 된다.

긍정적 강화

함께 논의한 해결책을 아이가 잘 실천했다면 적극적으로 칭찬하거나 보상한다. 이때 칭찬이나 보상은 결과가 아니라 과정과 노력에 대한 것이어야만 한다.

고기능 자폐·ADHD 아이를 위한 플로어타임 가이드

피해의식에 사로잡혀
모든 것을 부정적으로 해석한다

14살 중학생 준희는 유난히 주변을 의식하는 편이다. 특히 학교 선생님들과 급우들이 모두 자신을 무시하고 골탕 먹이려 한다고 생각했다. 그래서 늘 예민했고, 걸핏하면 급우들에게 시비를 걸었으며 상황이 나빠지면 자해까지 하여 상담을 의뢰받게 되었다. 준희는 작은 소리에도 깜짝 놀랐고, 누군가 자신을 쳐다보거나 소곤거리는 소리만 들어도 자신의 흉을 본다고 여겼다. 상담할 즈음에는 심지어 부모도 믿지 못하여, 뒤에서 자신에 대해 나쁜 말을 한다고 생각했다. 준희는 스스로 능력 없고, 무엇 하나 잘하는 것이 없는 사람으로 인식하고 있었다.

이 사례는 자폐적 청소년의 이중적 사고와 극단적 흑백논리의 위험성을 보여준다.

자폐 청소년의 극단적 사고와 피해의식, 낮은 자존감은 어디에서 오는가?

자폐증이 있는 고기능 청소년 가운데 자존감이 매우 낮고 피해의식에 사로잡혀 타인을 비난하거나, 자책으로 무기력증에 빠져 학업을 포기하는 경우가 있다. 여기에는 기본적으로 사회적 인지와 감정 조절의 어려움이 깔려 있다. 더 안타까운 것은 이 문제가 단순히 사회적 인지의 어려움 같은 기본적 문제에서 비롯한 것이 아니라, 그동안 살아온 과정에서 겪은 여러 경험이 쌓여 복합적으로 나타나는 이차적인 어려움인 경우가 많다는 점이다. 예를 들어 어렸을 때 자신이 잘 이해하지 못한 사회적 상황에서 받은 부정적 피드백, 자기 능력이나 특성에 맞지 않게 강요된 훈련이나 연습, 그리고 그로 인해 받은 부정적 경험과 피드백이 겹겹이 쌓여 왜곡된 자아 인식과 피해의식을 만들어내는 것이다. 또한 아이의 부족함을 드러내지 않으려는 부모의 과도한 보호와 교육 방식도 원인이 될 수 있다. 이 문제는 우울증, 자살, 약물중독, 자해 등 극단적인 선택으로 이어질 수 있기에 매우 주의해야 한다.

문제를 심각하게 키우지 않으려면, 부모나 주변 사람이 일률적인 흑백논리를 아이에게 강요해서는 안 된다. 예를 들어 "공부해야 해, 공부 못하면 바보 돼.", "글씨는 이렇게 써야 해.", "식사 시간에는 반드시 잘 앉아야 하고, 골고루 먹어야 해.", "친구들에게 양보해야 해."와 같은 말은 매우 극단적이고 단순한 흑백논리를 담고 있다. 곰곰이 생각해 보면, 공부를 잘하지 못한다고 바보가 되는 것도 아니고, 잘살지 못하는 것도 아니다. 식사는 서서 먹을 수도 있고, 내가 좋아하는 것만 먹어도 되는 자유가 누구에게나 있다. 친구들에게도 항상 양보만 하면 어떻게 될까? 그것은 언제나 최선이 아니며, 양보해야 할 때도 있고 하지 않아도 될 권리도 있다. 어릴 때 발달이 늦다고 하여 이런 일반적인 틀을 강요하고 가르치는 것은 오히려 독이 되어 돌아올 수 있다. 왜냐하면 자폐 아동은 본래 다양성과 융통성 있는 사고에 약점이 있는데, 그런 교육 방식은 약점을 더 강화하는 결과를 낳기 때문이다.

자폐적인 사람은 특히 흑백사고에 빠져 미묘한 상황을 이해하기 어려운데, 교육마저도 어떤 것은 완전히 옳고 그와 다른 것은 완전히 틀렸다고 가르치는 식이라면 피해의식을 키울 수밖에 없다. 무언가 자기 뜻대로 되지 않거나 의견에 불일치가 생기는 경우, 문제의 다양성과 그 안에서의 자기 위치를 인식하기보다는 옳고 그름, 공평함과 불공평함 같은 이분법으로 해석할 수밖에 없는 것이다.

다른 사람이 자신과 다른 생각, 감정, 관점을 가지고 있다는 것을 이해하려면, 먼저 나 자신의 다름이 인정받고 존중받고 있다는 것을 인식해야 한다. 따라서 부모는 아이와 대화하거나 사회적 규범을 가르칠 때 언제나 유연성과 다양한 가능성을 염두에 두어야 하며, 특정한 방식만을 강요해서는 안 된다. 피해의식이 심해지면 아이는 자신을 극단적으로 비하하거나 좌절할 수 있고, 반대로 극단적인 폭력성을 드러낼 수도 있으므로 각별히 주의해야 한다.

주 사용 전략

감각 안정과 조절

이 사례의 아동은 특히 청각적으로 매우 예민하며, 여러 사람이 모인 장소에서 그 민감성이 더욱 두드러지는 것으로 관찰되었다. 아이를 돕기 위해서 직접적으로는 청각 처리 보조 디바이스(예 : 토마티스 요법) 등을 활용하여 감각 민감도를 완화할 수 있다. 또 여러 사람이 함께 어울려 즐기는 신체활동이나 스포츠 활동에 참여할 기회를 늘리는 것도 도움이 된다. 감정 조절의 어려움은 때로 상황이나 내용 자체보다 신체의 불안도가 높을 때 더 증폭되므로, 신체를 충분히 사용해 물리적 자기 인식을 높이고 자신이 통제할 수 있는 상황을 경험하도록 돕는 것이 필수적이다.

환경 지원

가장 중요한 것은 청소년이 이해받고 존중받으며 안전하다고 느낄 수 있는 지지적인 환경을 조성해 주는 것이다. 자신이 원하는 것과 원하지 않는 것을 분명히 표현할 수 있도록 장려하고, 철저하게 지지해야 한다.

긍정적 강화

잘못한 점을 지적하기보다는 좋은 점을 부각한다. 아동이 스스로 결정해서 할 수 있는 일을 점점 늘려가며, 스스로 통제한 결과를 칭찬하고 격려한다. 스스로 할 수 있는 것을 늘리면 그에 따른 책임감도 함께

 고기능 자폐·ADHD 아이를 위한 플로어타임 가이드

배우게 된다.

비교와 가정

대화에서 가정과 비교를 적절히 활용해 아이가 자기 생각과 감정을 마음껏 표현하도록 한다. 비교가 어렵다면 도구나 그림, 다양한 예시를 사용해 표현하도록 돕는다. 이때 아이의 관심사와 취미를 기반으로 한 아이템을 잘 설정하는 것이 중요하다.

성찰적 대화

부모나 치료사는 "어떻게 다르게 할 수 있었을 것 같아?", "어떻게 하는 게 좋을까?"와 같은 개방형 질문으로 아동의 의견을 존중하며 자기 주도적인 아이디어를 끌어낼 수 있다. 이러한 과정을 통해 자연스럽게 자기성찰을 이끌고, 점차 자신의 역할에 대한 인식을 키워갈 수 있도록 돕는다.

개인위생 관리를 잘 못한다

10살 서하는 또래보다 약간 어리기는 하지만, 얌전하고 성적도 괜찮아서 별 탈 없이 학교에 다니고 있었다. 그러나 초등 고학년에 들어서면서 상황이 달라졌다. 여자아이들이 서하를 피하기 시작했고, 어느 순간부터는 힐끗거리며 웃는 일이 잦아졌다. 결국 서하는 여학생과 말다툼을 벌였고 몸이 부딪히는 과정에서 여학생의 몸을 만졌다는 이유로 학교에서 문제가 되었다.

문제의 핵심은 서하의 개인위생 관리였다. 서하는 옷에 얼룩이 묻어도 알아차리지 못하고, 며칠씩 같은 옷을 입고 등교하며, 바지가 비틀리거나 앞 단추가 풀려 있어도 모를 때가 많았다. 머리 빗기, 샤워, 양치질조차 부모가 챙겨주지 않으면 스스로 관리하지 못했다. 이런 모습은 또래 중 특히 여자아이들의 놀림거리가 되었고, 기분이 상한 서하가 한 여학생과 싸우게 된 것이다. 서하가 팔을 아무렇게

나 휘젓는 바람에 여학생의 가슴에 손이 닿았고, 이것이 사건의 발단이 되었다. 이후 학교는 서하의 품행을 문제 삼았고, 서하는 학교에 가기를 거부하게 되었다.

자폐적 특성이 있는 사람 중에는 옷차림이나 몸 매무새에 관심이 없는 사람이 종종 있다. 이는 단순한 부주의나 무관심 때문이 아니라, 자폐증과 관련된 여러 요인이 겹쳐 나타나는 결과이다. 대체로 자폐증의 특징인 감각적 민감성, 실행기능장애, 사회적 인식 결핍에서 비롯한다.

자폐 아동이 개인 관리에 어려움을 겪는 이유

감각 민감도

많은 자폐 아동은 촉각, 후각, 청각 등 감각 자극에 매우 민감하다. 어떤 아동에게는 특정 직물의 느낌(목이 올라오는 옷, 상표 등), 피부에 닿는 물의 감촉, 화장품이나 샴푸의 냄새가 지나치게 강렬하고 고통스럽게 느껴질 수 있다. 치과 진료 시 나는 소리, 미용실에서의 가위질이나 드라이어 소리 또한 큰 불편을 줄 수 있다. 두피에 닿는 자극이 너무 강하게 느껴져 머리를 빗는 것조차 힘들어하기도 한다.

또한 신체 인식이나 고유감각의 어려움도 원인이 된다. 일반적으로는 머리를 감지 않았거나 땀이 났을 때 불편함을 느끼지만, 자폐인은 이러한 감각을 민감하게 깨닫지 못할 수 있다. 그래서 머리를 감아야 한다거나 씻어야 한다는 필요성을 인식하지 못할 수도 있고, 반대로 감각이 지나치게 예민해서 샤워나 빗질을 고통스럽게 느낄 수도 있다.

실행기능의 문제

실행기능에는 계획, 조직, 작업 완료와 같은 일련의 연속적인 기술이 포함되는데, 자폐인 중에는 개인 관리 루틴을 시작하고 일을 순서대로 진행하는 데 어려움을 느끼는 경우가 있다. 그래서 특정한 장소에 가거나 루틴에서 벗어나는 이벤트를 즐기지 않고, 그때마다 어떤 옷을 입어야 할지 몹시 고민하거나 때와 장소에 어울리지 않는 부적절한 차림새를 하기도 한다. 물론 반복하면 익숙해져서 당연히 할 수 있지만, 그 과정에서 더 많은 집중과 에너지가 필요하므로 종종 소홀해지기 쉬우며, 그래서 성인 자폐인 중에는 루틴을 아주 간소화하는 경우도 많다. 예를 들어 옷차림 패턴을 정해 늘 같은 옷을 반복해 입거나, 여성의 경우에는 복잡한 메이크업과 헤어 관리 대신 간단한 루틴을 만드는 것이다.

사회적 인식 부족

자폐인은 일반인보다 사회적 규범을 이해하고 내면화하는 데 어려움이 있다. 그래서 몸차림에는 일종의 사회적 기대가 있다는 점과 위생 상태가 나쁘거나 옷차림이 상황에 맞지 않으면 다른 사람이 불편하게 바라본다는 사실을 충분히 이해하지 못할 수 있다. 예를 들어 10대가 되면 공공장소, 행사, 이성과의 만남 등 사회적 맥락마다 기대되는 모습이 있다. 그러나 자폐인은 이 맥락의 중요성을 인식하지 못하거나, 알더라도 귀찮다며 머리를 빗거나 옷을 다듬는 일, 바짓단을 정리하거나 지퍼를 잠그는 일에 소홀하기 쉽다.

개인 관리의 어려움 자체는 인생을 살아가는 데 결정적인 장애가 아닐 수도 있다. 그러나 이 사례처럼 이차적인 어려움으로 이어질 수 있

   고기능 자폐·ADHD 아이를 위한 플로어타임 가이드

다는 점이 문제이다. 한국 사회에서는 위생 상태나 매무새가 조금만 떨어져도 사회적 거부나 괴롭힘을 당할 수 있고, 이로 인해 고립되거나 친구 사귀기가 더 어려워진다. 이러한 부정적인 경험과 피드백은 자존감을 떨어뜨리고, 부정적 자아상을 만들어 좌절감을 주거나 반대로 반사회적 행동으로 이어질 위험도 있다. 성인이 되어서도 취업, 연애, 독립생활에서 당연히 누려야 할 기회를 상실할 수 있으며, 또 다른 불안, 우울, 좌절 같은 심리적 고통으로 이어질 수 있다.

그러나 일단 문제를 인식하고 접근한다면, 근본적인 문제로까지는 번지지 않는다. 그래서 대부분 인지행동치료로 접근하는데, 이때 자폐인의 감각적, 인지적, 정서적 특성을 충분히 이해하지 못했다면 치료 효과를 기대하기 어렵다. 감각적 특성을 이해하고, 이 문제가 어디에서 비롯되는지 핵심을 바로 보는 것이 해결의 출발점이다.

주 사용 전략

추가적인 문제로 이어질 가능성을 감안하면, 개인 관리 문제와 그로 인한 이차적 문제(예 : 학교 거부)는 따로 구분해 관리할 필요가 있다. 전반적으로는 아동의 고유한 감각적 민감성, 인지적 문제, 정서적 특성을 이해하는 것에서부터 출발해야 한다.

감각적 어려움에 대한 이해와 협조

문제를 해결하기 위해서는 아동이 편안하게 느낄 수 있도록 감각적 압박감을 줄이는 방향으로 접근해야 한다. 기본적으로 아동이 덜 힘들어하는 선택지를 마련하고, 그 위에 루틴을 점진적으로 쌓아 올려야한다. 이를 위해 먼저 싫어하는 이유를 찾는 것이 중요하다. 예를 들어양치질을 힘들어한다면 칫솔모가 부드러운 칫솔이나 자극이 약한 치약을 선택할 수 있고, 옷매무새를 단정히 하기 어려워한다면 지퍼가 없는옷을 고르는 것도 방법이 될 수 있다.

긍정적 보상을 결합한 간단한 일상의 루틴 제공

자발적 수행이 가능하려면 무엇보다도 일관되고 예측 가능한 위생 루틴을 마련하는 것이 필요하다. 아동이 스스로 편안하게 따라갈 수있도록 직접적인 지시보다는 자발적인 선택과 수행을 유도해야 한다. 이를 위해 위생 습관을 긍정적인 사회적 결과나 보상과 연결시키면 동기가커진다. 시작은 아주 단순하게 하고 점차 복잡성을 더해 나가야 하며,모든 과정은 반드시 아동과 합의해야 한다. 또한 루틴을 시각적으로 보여주는 일정표나 단계별 체크리스트를 활용하면 아동이 훨씬 쉽게 따를수 있다.

명백하고 솔직한 피드백 제공

부드럽고 명확한 피드백과 정서적 격려는 아동의 자발적 동기를 키우는 데 큰 도움이 된다. 예를 들어 "와, 오늘 머리를 빗으니까 너무 멋지네!", "오늘 입은 바지와 티셔츠가 너무 잘 어울린다."처럼 긍정적인 변화를 강조하거나, "앗, 이상한 냄새가 나네… 뭐지?"처럼 직접적인 지시대신 느낌을 전하는 방식이 효과적이다.

사회적 이해를 돕기 위한 롤플레이나 대화

개인의 위생에 대한 사회적 규범을 구체적, 시각적 또는 스토리 기반 방식으로 이해하도록 작업을 하거나 놀이로 구성할 수 있다.

스스로 느낄 수 있는 체성감각과 사회적 감각(눈치) 활성화

신체활동을 늘려 체성감각을 자극하고, 사회적 참여 활동 시간을 늘리는 것은 근본적인 문제해결에 매우 도움이 된다.

청소년 또는 성인의 위생 관리 문제

만일 이 문제가 청소년이나 성인에게 나타난다면 또 다른 문제에 직면할 수 있다. 예를 들어 보호자나 부모가 습관을 개선하려고 할 때 크게 저항할 수 있다. 반항이나 공격성으로 반응할 수 있으며, 수치심으로 위축될 수도 있으므로 더욱 세심한 이해와 관계 중심의 접근이 필요하다. 철저히 자기 자신의 필요성을 존중하는 방식으로 관리할 수 있도록 격려해야 한다.

개인 관리의 어려움은 자폐증의 매우 일반적인 특징이며 감각적 민감성, 실행기능장애, 사회적 인식 부족과 관련이 있으므로, 단기간의 교육이나 지시가 아닌 이해와 인내심, 다각적인 지원 전략이 함께 필요한 문제임을 인식해야 한다. 더 나은 위생 습관을 만드는 것이 최종 목표가 될 수 없으며, 장기적으로 이로 인한 사회적 문제와 불이익을 예방하기 위한 전략으로서 개인의 감각적 요구와 특성에 맞게 접근 방식을 조정해야 한다.

목소리가 유달리 크고, 작은 소리에 매우 민감하게 반응한다. 말할 때 음정, 억양, 리듬 또는 톤이 비정상적으로 일정하거나 반향어를 사용하고 중얼거린다

6살 석준이는 3살 무렵에 혼자서 한글과 영어를 깨쳤다. 책 읽기와 그림 그리기를 좋아했으며, 무엇이든 잘하는 아이였다. 다만 말이 늦어 걱정했는데, 다행히 3살쯤 책을 읽으며 말을 하기 시작했다. 그러나 목소리 톤이 높고 음량 조절이 잘되지 않아서, 조용한 장소에서는 신경이 쓰였다. 부모는 늘 주의를 주면서도 크게 걱정하지는 않았다. 그런데 유치원에서 수업 시간에 크게 소리를 지르거나 작은 소리로 중얼거린다는 보고를 듣고 걱정되어 상담하게 되었다.

부모의 이야기에 따르면 처음 말이 트였을 때 반향어가 있었고 다소 어색하게 문어체로 말했으나, 늦게 말을 시작해서 그러려니 여겼다고 한다. 게다가 아버지도 말을 늦게 시작했다는 할머니의 말에 따라 집안 내력이라고 생각했단다. 촉감은 민감한 편이었지만 기질도 순하고 사람을 잘 따르는 편이라 머리가 좋고 착한 아이라고만 생각했다. 그러나 유치원에서 큰 소리로 수업을 방해하여 주의를 받은 후에는 매우 위축되었고, 그 뒤로 혼자 중얼거리거나 노래를 흥얼거리는 행동이 눈에 띄게 늘어 또래들에게 이상한 아이라고 놀림을 받기도 했다.

이 케이스는 비전형적인 언어 발달을 보였지만 인지 발달에는 큰 문제가 나타나지 않아 이후에 자폐 진단을 받은 경우이다. 고기능 자폐 아동 중에는 어려서는 별다른 문제를 드러내지 않는 경우가 많다. 그러다가 사회적 활동이 요구되는 시기에 사회적 의사소통의 어려움이나 비사회적인 행동으로 주목을 받으며 비로소 부모가 문제를 인지하게 되는데, 위 사례가 대표적이다.

자폐인은 다음과 같은 여러 가지 비전형적인 언어 패턴을 보인다.

1. 목소리의 특이한 피치와 높낮이

비전형적인 언어 패턴은 자폐인의 매우 일반적인 특징이다. 목소리가 단조롭거나 과장된 경우, 말이 지나치게 빠르거나 느린 경우, 톤이나 말하는 방식이 일반적이지 않은 경우 등이 모두 포함된다. 이는 말이 늦게 트인 아이에게 흔히 나타나는 현상이기도 하다. 일반인이 감정이나 강조를 표현하기 위해 사용하는 자연스러운 말의 변화를 다르게 받아들이거나 모방하기 어려워하는 경우가 많다. 예를 들어 사람들의 말이 기계적으로 들리거나 노래처럼 들릴 수 있고, 소리가 지나치게 작거나 크게 들릴 수도 있다. 이러한 이유로 발성이 일반적이지 않게 되는 것이다. 따라서 아이의 언어 발달이 늦다면, 부모는 반드시 아이에게 맞는 적절한 개입을 해야 한다. 진단 여부와 관계없이 이는 아이의 건강한 발달을 위해 필수적이다.

2. 웅얼거림과 속삭임

일부 자폐인은 말할 때 속삭이는 경우가 있는데, 특히 불안하거나 불확실한 상황에서 더 자주 나타난다. 이는 목소리 크기를 조절하는 데 어려움이 있어서 평소 이런 부분을 자주 지적받았거나 사회적 상황에서 느끼는 불안과 매우 관련이 있다.

3. 반향어

반향어는 다른 사람이 말한 단어나 구절을 반복하는 것을 말하는데, 정상적인 언어 발달에서 나타나는 모방 발화와 비슷해 보이지만 분명한 차이가 있다. 언어를 처리하거나 독창적인 문장을 구성할 능력이 부족할 때 이를 대신해 소통하거나 반복하는 것이며, 자폐인의 반향어는 자기조절의 한 방법이 되기도 한다. 발화 측면에서 반향어는 언어 발달을 위한 발판이 되기도 한다.

4. 부적절한 대명사 사용

자신을 삼인칭으로 지칭하거나 '나'와 '너'를 혼동할 수 있다. 이는 상황을 인지하거나 맥락에 따라 언어가 달라지는 방식을 이해하기 어려워서 생기는 현상으로 볼 수 있다. 예를 들어 "나는 놀고 싶어."라고 말해야 할 상황에서 "너는 놀고 싶어."라고 할 때, 이는 다른 사람이 자신에게 한 말을 그대로 반복하는 것이기도 하다.

5. 마지막 단어나 문구의 반복

이는 자신이 말한 마지막 단어나 구절을 무의식적으로 반복하는 것으로, 방금 말한 것을 강화하거나 자신을 진정시키고 조절하는 방법으로 쓰이기도 한다.

어떤 언어 패턴이든 비전형적인 패턴은 의사소통과 사회적 관계에 영향을 준다. 비정상적인 억양이나 반복은 말하는 내용 속에 있는 감정이나 의도를 해석하기 어렵게 만들어 오해를 불러일으키며(예 : 단조로운 어조는 상대나 대화 주제에 흥미가 없는 것처럼 보일 수 있다), 대화의 자연스러운 흐름을 방해하여 사회적 상호작용의 기회를 놓치게 한다. 결국 이는 좌절감이나 반사회적 감정을 불러일으키고 불안이나 부적응으로 이어질 수 있다. 이 사례는 아동의 독특한 언어 패턴이 사회에서 오해받고 이해되지 못함으로써 아동이 불안과 좌절을 경험하고, 자기 조절력이 떨어지면서 문제가 심화한 경우로 볼 수 있다.

> **주 사용 전략**

아동의 언어 패턴과 감각적 어려움을 인지하고 주변과 공유한다

어떤 경우이든 언어 발달이 비전형적이라면 언어 발달과 관련된 감각적 어려움이 있다고 볼 수 있다. 청지각, 촉각, 전정감각, 고유감각 등 기본이 되는 근위 감각계의 어려움을 인정하고 지원해야 한다. 어릴 때 개입할수록 아동이 정상적으로 발달할 가능성은 더 높아진다.

적절한 언어 사용 모델을 끊임없이 제공한다

부모와 치료사는 적절한 대명사와 대화 톤을 사용해 아이가 모방을 통해 자연스럽게 배울 기회를 제공해야 한다.

인내심과 이해심으로 의사소통을 장려한다

전형적이지 않더라도 자발적으로 소통할 시간을 주고 압박을 피하는 것이 중요하다. 압박은 언어적 어려움을 더 악화할 수 있으므로 주의해야 한다. 반향어를 포함하여 모든 형태의 소통을 장려하여 아동이 자신감을 키우고 사회적 참여를 구축할 수 있도록 한다.

특히 어린아이가 반향어나 특이한 소리를 내어 자신을 표현할 때 그들의 의사소통 시도를 인정하고 대응하는 것이 중요하다. 아이의 말을 이해하고 소중히 여기는 긍정적이고 지지적인 환경을 만드는 것이 의사소통 능력을 키우는 데 가장 중요하다.

의사소통 과정에서 문맥에 따라 점진적으로
비정상적인 언어 패턴을 수정한다

대화를 방해하는 방식으로 '교정'을 즉시 요구하지 말고, 아이가 한 말을 일반적인 형태로 다시 부드럽게 말함으로써 아이가 자연스럽게 모델로 삼을 수 있도록 한다. 예를 들어 아이가 "주스 줄래?"라고 하면,

"아, 주스 주세요? 자, 여기 있어."라고 대답하여 아이가 잘못한 것처럼 느끼지 않으면서도 올바른 표현을 익히도록 돕는다. 아이의 목소리가 지나치게 크다면, "너무 크게 말하면 깜짝 놀라서 무슨 말을 했는지 잘 이해하기 어려워. 다시 말해줄래?", "목소리가 정말 크구나. 큰 소리로 부를 때 선생님을 도와줄 수 있겠니?", "선생님이 목이 아플 때 도와줄 수 있겠니? 하지만 그렇지 않을 때는 작은 소리로 말해도 잘 들린단다."와 같이 차분하고 부드러운 소리로 대답해 준다.

특정 언어 패턴을 교정하려면 매우 융통성 있는 전략이 필요하다

자폐적 개인은 각각 다른 어려움과 특징을 지니므로 언어 발달에 개입할 때는 각기 다른 방법을 써야 한다. 언어능력이나 나이, 사회적 상황에 따라 목표를 달리해 개입해야 한다는 뜻이다. 즉 아직 사회적 소통을 할 준비가 되어 있지 않은 아동에게 즉각적인 교정이나 훈련은 적절하지 않다. 아이가 가진 고유한 표현 방식을 우선 존중해야 한다. 따라서 치료에 들어가기 전에 언어 패턴과 사회적 발달 상태를 파악하는 것이 먼저이며, 특정 언어 습관이 사회적 상호작용을 제한하거나 좌절을 유발한다면 이를 해결하는 것이 더 중요하다. 그러나 비전형적 언어 패턴이 의사소통의 흐름을 방해하지 않는다면 굳이 직접 개입할 필요는 없다. 말하기 패턴을 완벽하게 하는 데 집착하기보다, 우선 의사소통의 다양성과 복잡성을 넓히는 데 중점을 두어야 한다. 반향어나 반복적 어구를 통해서라도 자기표현을 확장할 수 있도록 돕는 것이 우선이다. 특이한 말투 패턴을 자기표현의 일부로 인정하면 더 포용적이고 지지적인 환경이 조성되어 소통이 확장된다. 교정에 대한 두려움 없이 자신을 편안하게 표현할 수 있는 기반을 먼저 마련하고, 그 위에서 기능적 언어 패턴의 문제를 점차 해결해야 한다.

실제로 존재하지 않는 것이

마치 눈앞에 보이는 듯이 행동하거나 말한다.

특히 그 내용은 부정적인 경우가 많다

1. 10살 진호는 3살 무렵 멜트다운(meltdown)과 탠트럼(tantrum)이 심해 놀이치료실을 다니게 되었고, 사회성 관련 치료도 받았다. 6세에는 결국 ADHD 진단을 받고 약물을 일부 복용하기도 했다. 치료센터에 다니기 전에는 아버지에게 심하게 야단맞거나 꾸중을 들은 일이 종종 있었다. 그러나 진호의 발달에 문제가 있다는 사실을 알게 된 후 부모는 아이를 위해 큰 노력을 기울였고, 아버지는 과거 아이를 야단친 것을 후회하며 진호와 함께 놀아주고 다정한 부모로서 역할을 다하려고 힘썼다. 이후 진호는 성장하여 초등학교 도움반에서 학교생활을 시작했다. 이때 진호의 지능은 경계선이었고, 사회성 지수는 또래보다 약 1년 정도 늦었다. 부모는 진호의 인지 발달을 위해 여러 가지 프로그램에 참여하게 했고, 그것이 아이를 위해 최선이라고 여겼다. 그런데 3학년이 되면서 진호는 아빠가

자신을 때렸으니 신고해야 한다고 학교 선생님에게 말했고, 이 일로 부모는 아이에게 정신질환이 있는 것은 아닌지 의심하게 되었다. 이후 여러 병원을 전전하며 검사와 진단을 받았다.

2. 9세 여아 예진이는 매우 똑똑하고 말도 잘하며 수학에 천재적인 능력을 보였다. 부모는 예진이를 영재반에 보냈고, 그곳에서도 예진이는 늘 칭찬을 받는 아이였다. 어머니는 예진이에게 큰 기대를 걸었고, 예진이를 뒷받침하는 데 전심전력을 다했다. 하지만 그만큼 바빠서 예진이가 친구들과 어울려 놀 기회는 많지 않았고, 예진이는 혼자 있는 시간에 좋아하는 캐릭터 인형과 대화하며 상상놀이를 하곤 했다. 그렇게 초등학교에 진학한 예진이는 다른 아이들과 대화를 잘하지 못했고, 친구도 사귀지 못했다. 아이들도 점차 예진이를 멀리했지만, 늘 바쁘게 지내던 예진이는 크게 개의치 않는 듯 보였다. 문제는 이사하던 도중 어머니가 예진이의 캐릭터 인형을 버리면서 시작됐다. 예진이는 전에 보지 못한 모습으로 격하게 흥분했고, 부모가 제지할 수 없을 정도가 되자 결국 인형을 다시 찾아줄 수밖에 없었다. 그 뒤로 예진이는 더욱 낡은 인형을 끼고 지내며 대화하는 시간이 늘었고, 심지어 인형에게 엄마에 대한 심한 욕을 하는 모습이 관찰되었다. 몇 시간이고 인형과 대화하는 예진이를 보면서 부모는 위험 신호를 느꼈고, 결국 정신과 상담을 하게 되었다.

자폐 아동은 때때로 환각을 보는 듯한 행동이나 말을 하기도 한다. 실제로 존재하지 않는 것을 본다고 하거나, 전에 있었던 일을 마치 방금 일어난 것처럼 이야기하는 경우도 여기에 해당한다. 그러나 환각이나 환청 자체는 자폐의 핵심 특징은 아니다. 특히 그 내용이 부정적이거나 괴로운 경우, 그러한 행동에 영향을 미쳤을 만한 사건이나 다른 요인을 반드시 고려해야 한다.

사례 1은 어린 시절 받은 훈육의 충격이 트라우마로 남아 기억의 왜곡까지 이어진 경우다. 자폐 아동은 일반 아동보다 트라우마에 훨씬 취약하다. 감각적 민감성 때문이다. 부모가 무심히 내뱉은 말, 무표정한 얼굴, 일상적이라 여기는 행동과 표현이 자폐 아동에게는 위협과 공포로 다가올 수 있다. 이렇게 상습적으로 경험된 트라우마는 아동의 뇌에 오래 남아 있다가 아주 작은 자극에도 쉽게 플래시백되어 아이를 괴롭힌다. 아주 오래전 일인데도 마치 엊그제 일처럼 이야기하거나 느끼는 아동을 흔히 볼 수 있다. 따라서 먼저 아동의 트라우마를 이해하고, 긴 시간과 인내가 필요한 문제임을 받아들여야 한다. 만약 아동에게 트라우마가 될 만한 일이 있었다면 사과하고 다시는 같은 일을 반복하지 않아야 한다. 지속적인 사과와 대화를 통해 새로운 기억으로 바꿀 수 있도록 노력해야 한다.

사례 2는 현실과 단절된 채 상상 속에 머무르기를 택한 경우다. 자폐적 특성을 가진 아동이 부모와 주변의 과도한 기대와 칭찬 속에서 익숙한 환경에 자신을 가두어 버린 것이다. 언제나 좋은 결과를 내야 한다는 압박 속에서, 나이나 상황에 맞게 자신을 조절하지 못하고 편안하게 느끼는 인형에 집착했다.

 고기능 자폐·ADHD 아이를 위한 플로어타임 가이드

이처럼 아동은 상상 속에서 시나리오를 만들거나, 좋아하는 캐릭터나 만들어낸 캐릭터를 이용해 이야기를 꾸며내며, 때로는 환각처럼 실제와 구분되지 않는 표현을 하기도 한다. 이럴 때 주변에서는 다른 정신질환을 의심할 수 있지만, 이는 자폐증에서 나타나는 독특한 감각 체계의 이상 반응일 수 있다. 현실을 곡해하거나 과장되게 표현하는 방식으로 드러날 수 있으므로 세심한 관찰이 필요하다.

사례 1에서처럼 지속된 불안과 정서적 고통은 실제로 존재하지 않음에도 무서운 사람이 보인다는 식으로 표현되기도 한다. 또 다른 경우로는 수면장애에서 비롯된 환각이나 특정 주제에 대한 강한 집착으로 환각과 유사한 반응이 나타나기도 한다. 예컨대 직간접적으로 자신이 본 재난 현장, 괴물, 질병 같은 것에 과도하게 몰입해 그것을 현실과 섞어 마치 경험한 것처럼 이야기하거나 느낄 수도 있다.

이러한 모습이 보일 때는 빈도, 지속 시간, 어떤 상황에서 나타나는지를 세심히 관찰해야 한다. 드물게 나타나고 단순히 상상이나 감각 차이로 설명할 수 있다면 큰 문제가 아닐 수 있다. 그러나 일상생활을 방해할 정도로라면 전문가의 추가 평가가 필요하다.

주 사용 전략

전반적으로 맥락 관찰

어떤 경우에 이런 현상이 나타나는가, 얼마나 지속되는가, 어떤 맥락에서 이러한 표현이 나오는가 등을 관찰하여 아이가 두려움이나 공포 같은 감정을 표현하는 것은 아닌지 확인한다.

안전하고 편안한 환경 조성

차분하고 예측 가능한 환경에서 아이가 편안한 활동을 하도록 하여, 부정적인 감정이나 행동이 드러나는 것을 최대한 예방해 본다.

명확한 의사소통

아이가 편하게 답할 수 있는 간단한 질문으로 아이가 무엇을 생각하고 있는지 알아본다. 이때 판단하는 듯한 질문은 반드시 피해야 한다. (예 : "뭐가 보여?", "어떤 느낌이야?", "그것이 어디서 왔어?", "뭘 하려고 해?", "너한테 무슨 말을 하니?" 등)

아이의 상상을 존중하면서도, 현재 자신의 위치나 상황을 알려주고 일깨워 주는 질문이나 코멘트를 건넨다

"근데 너는 지금 어디 있어?", "아빠는 지금 뭐 하고 계시지?", "아빠가 선물 사준 건 뭐였지?", "아빠랑 주말에 어디 가기로 했지?", "이 인형은 어디서 자고 싶대?", "너는 어디서 자고 싶어?", "어느 방이 제일 편해?", "인형은 어떤 걸 먹고 싶대?", "너는 어떤 음식을 제일 좋아해?", "우리 그거 먹으러 어디로 갈까? 언제 갈까?" 등.

환각이나 환청은 자폐증의 핵심 특징은 아니지만, 자폐증이 있는 사람에게서 비슷하게 관찰되기도 한다. 이때 아동이 표현하는 것의 근원을 안다면, 보다 근본적으로 접근할 수 있다. 차분하고 자극이 없는 환경에서 아이의 말을 경청하고 상상을 존중하면서, 자신이 처한 현실을 자각할 수 있도록 하는 질문과 코멘트로 대화를 부드럽게 끌어간다.

　　　　　　고기능 자폐·ADHD 아이를 위한 플로어타임 가이드

게임 중독,

디지털 세계에 빠진 아이

14살 선우는 학교 성적도 평균 이상이고, 수업 태도도 나쁘지 않다. 다만 친구가 거의 없고 점심시간이나 쉬는 시간에는 주로 혼자 있는 편이다. 핸드폰을 수업 중에 몰래 보다가 학교에서 주의를 받은 적이 있지만, 그 후로는 다시 문제를 일으키지 않았다. 그런데 어느 날 학원에서 선우가 종종 오지 않는다는 연락이 왔다. 알고 보니 방과 후에 피시방에 갔다가 시간을 넘겨 학원에 결석하는 일이 잦았다. 선우는 집에 있을 때도 대부분 시간을 컴퓨터 앞에서 보냈다. 부모는 온라인에서라도 친구와 대화하는 것이 다행이라고 생각하여 말리지 않았었다. 그러다 학원 결석을 이유로 평일 컴퓨터 사용을 제한하자 선우는 공격적으로 변했고, 컴퓨터 사용을 허용하는 주말에는 식사도 거른 채 방에만 틀어박혀 시간을 보내고 있었다.

디지털 게임을 좋아하고 거기에 몰두하는 것은 비단 자폐 성향이 있는 아동만의 문제가 아니다. 모든 아동과 청소년에게 나타날 수 있는 현상이다. 10대 청소년은 인지적으로는 논리적이지만 정서적으로는 사춘기여서 자율과 통제 사이에서 미묘한 갈등을 겪는다. 따라서 부모에게 아무리 좋은 전략이 있어도, 아이의 마음을 열지 못하면 시작하기도 어렵다.

그런데 고기능 자폐 청소년이 디지털 세계에 몰입하는 것은 그 패턴과 동기, 위험성에서 일반 아이들과 차이가 있다. 우리는 먼저 이것을 이해해야 한다. 우선 자폐적 아이는 불안을 완화하고 감각적 자극을 추구하는 동기가 강하다. 일반 아동은 자극을 추구하기는 하지만 또래와의 연결, 스트레스 해소, 오락적 욕구가 더 강하다. 자폐 아동은 일인 게임과 정보 위주의 플랫폼을 즐기는 반면 일반 아동은 소셜 중심의 경쟁적인 멀티플레이 게임을 즐긴다. 일반 아동은 다양한 콘텐츠를 이용하지만, 자폐적 아동은 반복적이고 특정 주제에만 집중하기도 한다. 그래서 일반 아동은 유행과 연결되며 친구 관계가 유지되지만, 자폐적 성향의 아동은 점점 현실과 단절될 위험도 크다.

전반적으로 자폐 아동은 게임에 몰입할 위험이 더 크고, 실행기능의 부족으로 스스로 멈추거나 전환하기도 어렵다. 게임 속에서 안전감을 느끼기 때문에 현실로의 확장이 점점 힘들어질 가능성도 크다. 이때 단순히 규칙이나 협상을 제시하는 것만으로는 충분하지 않다. 통제보다는 관계를 중심으로 한 공동 경험을 만들어내는 것이 중요하다. 아이가 게임에 몰입하는 이유를 찾아내고, 함께 게임에 참여하며 아이의 세계를 인정해 주는 데서 출발해야 한다. 게임 안에서 서로 다른 역할을 주고받으며 자존감을 키워주고, 게임 중 감정 조절과 다양한 실행 경험을 함께하며 이를 현실적 대화로 확장하는 전략이 효과적이다.

예를 들어 "어제 우리 같이한 미션 기억나?", "그때 네가 진짜 잘하더라." 같은 말을 건네며 자연스럽게 일상 대화의 주제를 늘리고, 감정을 공유할 기회를 만든다. 그러면서 미래 계획, 현실적인 일상 계획과 조절 등에 관해 이야기해야 타협도 할 수 있다. 이때 궁극적인 목표는 단순히 게임 시간을 줄이는 것이 아니라, '게임을 하면서도 현실에서 스스로 조절할 수 있는 것'이 되어야 한다. 이를 위해 다음과 같은 전략을 세운다.

주 사용 전략

통제하지 말고, 아이의 게임 세계에 동참한다

아이가 하는 게임을 궁금해하되, 판단하지 않으며 조언도 하지 않는다. 진심으로 궁금해해서 아이가 직접 설명하게 한다.

게임을 주제로 대화한다

아이가 좋아하는 게임의 캐릭터, 미션, 내용, 가장 좋아하는 부분이나 아이가 게임에서 성취한 것을 물어보고 동조해 준다. "이건 언제부터 했어?", "왜 이 게임을 좋아하는 거야?", "다른 게임은 어떤 것을 하니?", "제일 자신 있는 게임은 뭐야?" 같은 질문을 활용할 수 있다.

아이가 스스로 가족이나 자신의 과제를 위해 시간을 조절할 수 있

도록 성찰하게 하는 메시지를 계속 전달한다

중요한 것은 부모가 자신을 통제하려는 것이 아니며, 나와 같은 편이라는 느낌을 주는 것이다. "참, 우리 이거 언제까지 할까? 배고픈데. 우리 끝나고 같이 외식할까?", "너랑 같이 놀다 보니 아빠가 약속을 깜빡했네. 빨리 갔다 와야겠다. 넌 혹시 잊은 거 없니?" 같은 말을 건네본다.

아이와의 관계가 깊어질수록 아이는 게임의 세계에서 현실로 나올 준비를 하게 될 것이다.

또한 디지털은 이제 선택 가능한 취미를 넘어 생활 환경 그 자체에 가깝다. 디지털 사용을 단순히 줄인다고 해서 사회성이 저절로 좋아진다는 명확한 증거는 아직 없다. 오히려 중요한 것은 디지털을 피하게 하는 것이 아니라 그 안에서 관계를 맺고 균형을 배우도록 돕는 것이다. 오늘날 사회적 소통, 학습, 놀이, 문화는 이미 디지털과 깊이 연결되어 있기 때문에 아이가 그 세계를 즐기지 못하게 막는 것은 보호가 아니라 준비를 늦추는 일이 될 수 있다. 결국 부모의 역할은 디지털을 제거하는 것이 아니라, 아이가 그 환경 속에서도 건강하게 살아가는 방법을 함께 연습하는 데 있다.

 고기능 자폐·ADHD 아이를 위한 플로어타임 가이드

사례 11

자신이 항상 이겨야 하고,
자기 생각만을 고집하는 강박

어린 시절에는 게임에서 반드시 이겨야 한다고 믿으며 지는 것을 참지 못해 분노를 표출하기도 하고, 청소년기나 성인기에는 자신의 생활 방식을 고집하며 타인과 갈등을 일으키기도 한다. 이런 모습은 대인관계를 불편하게 만들 뿐 아니라 자신을 고립으로 몰아가고, 자기 자신을 극심한 스트레스 상황에 빠뜨릴 수도 있다. 물론 나만 괜찮으면 된다고 생각할 수도 있겠지만, 만약 이러한 성향을 지닌 성인이 결혼해 자녀를 양육한다면 이는 개인 차원을 넘어 가족과 주변에까지 영향을 미치는 사고 패턴이라 할 수 있다.

이 사고 패턴은 경직된 사고, 지나친 집중, 이분법적 사고, 만성적인 불안 등 자폐와 관련된 여러 요인에서 비롯된다. 특히 대부분 자폐인은 새로운 것을 탐색하려는 욕구보다 자신이 통제할 수 있고 예측 가능한 상황을 유지하려는 욕구가 더 강하기 때문에 이런 사고에서 쉽게 벗어나기 어렵다. 더욱이 어린 시절부터 성공이나 좋은 성과에 대해 칭찬을 받아온 아이라면 이러한 사고는 한층 강화된다. 만일 청소년기를 지나며 성과가 예전 같지 않다면, 심한 좌절을 겪으며 자기 가치를 잃고 다른 정신적 문제로 확대될 위험도 있다. 따라서 어린 시절부터 강박적인 사고가 유연해질 수 있도록 다양한 전략으로 지원해야 한다. 목표는 강박으로 인한 스트레스를 줄이는 동시에, 아이 스스로 자신의 강점과 재능을 발견하고 인정하도록 돕는 것이다.

주 사용 전략

단계에 따른 실제적인 목표와 기대치를 설정한다

과제를 작고 관리하기 쉬운 단계로 잘게 나누어 제시하면, 아이는 이루어낸 것과 이루지 못한 것을 함께 경험할 수 있다. 이 과정에서 최종 목표보다 현실적으로 쉽고 달성할 만한 목표부터 설정하기 때문에, 자연스럽게 결과보다 진전 과정에 집중하게 된다. 또한 작은 성공을 칭찬하는 것에서 시작함으로써 점차 나아지는 과정의 중요성을 강조할 수 있다.

실수할 수밖에 없는 상황을 일상생활이나 놀이에서 의도적으로 만들어 경험시킨다

실수나 잘 못하는 것이 학습과 삶에서 자연스러운 부분임을 알게 하면서 사고의 유연성을 기를 수 있다. 실수를 피할 수 없는 상황에 의도적으로 조금씩 노출하고, 그 안에서 생기는 어려움을 스스로 혹은 타인과 함께 관리할 수 있도록 돕는다.

잘못하거나 실수한 것에 불안해하지 않도록
진심으로 반응한다

대부분 부모는 자신의 반응을 자기 잣대로 판단한다. 그러나 부모의 반응을 받아들이고 영향을 받는 주체는 아이들이다. 부모가 '나는 아이가 불안해하도록 한 적이 없어.'라고 생각한다고 해서, 아이도 똑같이 느끼리라 여기는 것은 잘못이다. 아이들은 부모의 반응을 매우 섬세하게 읽어낸다. 따라서 말로만 "괜찮아."라고 하는 것이 아니라, 진심으로 아이에게 그 느낌을 주었는지를 늘 돌아보고 반성해야 한다. 더구나 아이가 잘못했거나 잘했을 때 부모의 반응이 극단적으로 다르다면, 아이는 당연히 긍정적인 반응을 얻고 싶어 하므로 잘못에 따른 불안을 해소하기 위해 강박적인 사고를 갖게 된다. 아이가 강박적인 사고에 빠지지 않게 하려면, 부모 자신의 피드백과 반응이 어떠한지를 늘 성찰하고 조율하려는 노력이 필요하다.

노력에 긍정적인 피드백을 제공한다

부모의 반응은 언제나 과정에 관한 것이어야 하며, 결과에 따라 극단적인 반응을 보이지 않아야 한다.

대답이나 피드백을 제공하기 전에 대안에 관한
의논과 대화가 중요하다

문제가 생겼을 때는 곧바로 해결책을 제시하지 말고, 아이가 먼저 자신의 의견을 말할 수 있도록 격려하며 대화를 이어가야 한다.

부모 자신의 경험을 공유한다

자신이 저질렀던 실수나 잘못한 일에 관한 경험을 아이에게 들려
주고, 그것이 어떤 변화를 불러왔으며 어떻게 성장으로 이어졌는지 알려
준다. 다른 사람의 경험을 예로 들어 이야기해 줄 수도 있다.

사례 12

혼자서는 매우 잘하지만,

그룹 활동은 어렵고 싫어한다

혼자 하는 과제나 시험, 업무에는 매우 뛰어나지만, 그룹 활동은 불편해하고 기피하는 것은 자폐적 특성이 있는 이들에게 흔히 나타나는 모습이다. 그렇다면 혼자 하게 두어 능력을 강화하는 것이 좋을까? 아니면 싫어하더라도 그룹 활동을 격려해야 할까? 답은 단순하지 않다.

사실 자폐인이 사회인으로 성장하기 위해서는 그룹 참여를 장려하는 것이 맞지만, 만일 그것이 그들에게 힘들고 오히려 방해되는 방향이라면 굳이 그렇게 할 필요가 있을지 의문이다. 결론은 둘 다 장단점이 있으므로 어느 정도 경험을 쌓은 뒤 스스로 선택할 수 있도록 하고, 그 선택을 존중하는 것이 맞다고 본다. 예를 들어 그룹 활동은 타인과의 상호작용에서 여러 가지를 배울 수 있지만, 개인적인 성과에 집중하거나 잘하는 것을 더 전문적으로 할 수 없다는 단점이 있다. 한편 개인 활동은 자신에게 맞추어 진행할 수 있어서 효율적이고, 내 조건에 맞추어서

하기에 환경에서 오는 스트레스를 줄일 수 있다.

따라서 개인 활동과 그룹 활동, 이 두 가지의 균형을 맞추는 것이 중요하다. 장기적인 관점에서 유연하게 이런 경험에 노출될 수 있도록 어린 시절부터 프로그램을 잘 관리해야 한다. 예를 들어, 운동을 시킬 경우 혼자 하는 기록 운동과 그룹 운동을 병행하는 방법이 있다.

다음은 그룹 활동을 잘할 수 있도록 돕는 전략이다.

주 사용 전략

먼저 그룹 활동을 선호하지 않는 이유를 알고 접근한다

아래의 몇 가지 사항을 확인해 보고 아이가 어떤 것을 특히 불편해하는지 또는 어떤 것을 도와줄 수 있는지 안다면, 그룹 활동을 효율적으로 하도록 촉진할 수 있다.

○ 사회적 신호를 이해하는 것이 어렵고 피곤하다고 생각하기 때문에 불편하다. → 그룹 내에서 사용하는 일정한 사회적 신호를 미리 정한다.

○ 그룹 활동은 혼자 하는 활동에 비해 번잡하고 예측하기 어렵기 때문에 감각적인 과부하 상태가 잦다. 감각과부하 환경은 자폐인에게 늘 불편하고 불안하다. → 불편한 감각적 요소를 최소화하고, 예측되는 감각적 환경을 미리 답사하거나 연습한다.

○ 자발성이 떨어지기 때문에 리더로서 활동하기는 어렵고, 주로 타인의 의견에 따르고 적응해야 하는 것이 매우 스트레스가 된다. → 사람들이 정해진 루틴에 따라 돌아가면서 리더를 할 수

　　　고기능 자폐·ADHD 아이를 위한 플로어타임 가이드

있도록 규칙을 정한다.

○ 내가 좋아하고 관심 있는 것에만 집중할 수 없다. 따라서 따분하고 지루하게 느껴진다. → 관심 없는 영역에서 할 수 있는, 내가 가장 잘하는 것을 하도록 돕는다.

점진적 노출

소규모의 부담 없는 그룹(가족, 친척, 가까운 친구)에서 충분히 경험을 쌓은 후 좀 더 복잡한 역학의 그룹으로 옮겨간다.

관심 있거나 잘하는 것을 주제로 하는 그룹 활동에 참여

특별히 관심이 있거나 자신이 실력을 발휘할 수 있는 그룹 활동에 참여하도록 한다.

구조화된 그룹

분위기나 형식이 자유로운 곳보다는 규칙이 명확하고 리더가 확실한 그룹처럼 구조화가 잘된 그룹의 활동에 참여한다.

혼자 하는 활동과 그룹 활동을 동시에 한다

같은 활동을 혼자 하는 클래스와 그룹 클래스로 동시에 경험하게 한다. 이로써 개인적인 성취도 이루고, 그룹 안에서 자신감도 높여 참여도를 증진한다.

그룹의 리더에게 미리 도움을 요청한다

그룹의 리더에게 아이의 특성을 잘 설명하고, 그룹 활동 중 일어날 수 있는 상황에 대해 충분히 상의하여 미리 대비한다.

큰 그룹보다는 소규모 그룹이 훨씬 적응하기 쉽고 유리하다

그룹 활동에서 반드시 성과를 내고 잘해야 한다는 생각을 버리고, 아이가 즐거움을 느낄 수 있도록 지원하는 데 집중한다

사례 13

신체활동과 몸놀림이

어색한 아동

고기능 자폐 아동이나 청소년 중에는 인지적으로 뛰어나지만, 운동 계획(Motor Planning), 신체 인식 감각(고유수용감각), 또는 감각(Sense) 과 운동(Motor)의 통합에 어려움이 있어 몸놀림이 어색하거나 운동을 싫어하는 경우가 많다. 이로 인해 또래와의 놀이에 소극적이 되거나 사회적 상호작용에 잘 참여하지 않고, 결국 자존감과 정서 조절에도 영향을 받는다.

아이러니하게도 부모는 이런 이유로 아이를 더욱 운동에서 멀어지게 한다. "아이가 싫어해서" 또는 "잘 못해서"라는 이유로, 혹은 아이의 발달이 학습적으로 향상되면 보완이 될 것으로 생각하는 것이다. 하지만 어떤 방식으로든 몸을 다양하게 움직이는 신체활동은 운동 기술 향상을 넘어 감각 통합, 자기 조절력, 사회적 상호작용, 인지 발달 등 전반적 기능 발달에 긍정적인 영향을 준다.

　　따라서 어릴 때부터 꾸준히 아이와 함께할 수 있는 운동을 개발하거나 아이가 좋아하는 운동을 계속하게 하는 것이 중요하다. 가장 바람직한 것은 팀 운동과 개인 기록 운동을 각각 하나씩 습관처럼 하는 것이지만, 한 가지 운동이라도 꾸준히 할 수 있게 하는 것은 부모의 몫이다. 운동 자체를 잘하기를 기대하기보다는, 운동이 아이의 전반적 발달에 미칠 긍정적 영향을 바라보며 격려하다 보면, 아이도 점차 잘할 수 있을 뿐 아니라 자기 인식과 자신감이 향상되고 사회적 관계를 넓히는 기회가 된다.

사례 14

비정상적인 스킨십을 하는 아동

고기능 자폐 아동이나 청소년 중에는 비정상적인 스킨십으로 주변 사람을 당황하게 하거나, 심지어 문제아동으로 낙인찍히고 오해받는 경우도 있다. 저학년의 어린 나이에도 친구를 자주 안으려고 하거나, 얼굴이나 몸을 만지는 행동으로 의도치 않게 오해를 불러일으키기도 한다.

이것을 단순히 '성적인 행동'이나 '버릇없는 행동'으로 단정해서는 안 된다. 더욱이 벌을 주거나 야단을 치는 것은 매우 위험하다. 자폐 아동의 이러한 행동에는 몇 가지 원인이 있을 수 있기 때문이다. 우선 물리적 거리가 아닌 사회적 경계와 거리를 직관적으로 이해하지 못하는 경우가 많다. 그래서 '좋아하는 친구는 안아줘야 해.', '친구가 웃으니까 만져도 되는 거야.'라고 생각할 수 있다. 또 감정을 언어로 표현하기 어려워서 "너랑 친해지고 싶어.", "반가워."라는 말을 신체 접촉으로 대신하거나, 미디어나 영상에서 본 장면을 그대로 따라 하면서 '이렇게 하면 좋아할 거야.'라고 오해하기도 한다. 심한 경우에는 감각적 자극을 추구하다가 타인에게 접촉을 시도하기도 한다.

어떤 이유에서건 우리는 이런 행동을 자기표현과 감각 조절의 한 방식으로 이해해야 한다. 따라서 아이의 '의도'와 '신체 감각상의 이유'를 먼저 파악한 뒤 접근하는 것이 필요하다. 사회적 거리에 관한 명확한 가르침, 언어로 감정 표현하기, 타인의 입장에서 생각해 보는 훈련을 놀이로써 지속해서 경험하게 해야 한다. 또한 실생활에서도 감정 표현이나 다양한 사회적 관계에서의 표현 방법을 반복적으로 피드백해 주는 것이 중요하다.

    고기능 자폐·ADHD 아이를 위한 플로어타임 가이드

자해, 우울, 폭력 등 이차적 정신 문제

우리는 고기능 자폐스펙트럼 아동과 청소년의 사례에서, 초기에는 인지능력과 언어능력의 상대적 강점으로 인해 문제행동이 잘 드러나지 않다가, 발달이 진전되고 사회적 요구가 늘어나는 시점에 이차적인 정신 건강 문제가 두드러지게 나타나는 경우를 종종 본다. 자해, 우울, 불안, 분노 폭발 등은 단순한 행동 문제가 아니라 정서 조절의 어려움, 감각처리의 왜곡, 사회적 상호작용 실패가 누적된 경험에서 비롯하는 정서적 고통의 표현일 수 있다. 따라서 이차적 정신 문제를 단순히 치료 대상으로만 보지 않고, 아동의 내면과 경험을 이해하는 정서-관계 기반의 개입이 필요하다.

DIR 플로어타임은 이러한 문제를 아동의 정서 조절 능력, 상호작용 패턴, 자기 인식 수준과 연결해 이해한다. 특히 자해나 폭력 행동은 6단계 감정적 사고(Emotional Thinking)와 7단계 다중 관점 통합(Perspective

Taking)이 충분히 발달하지 못한 상태에서 감정의 압도나 오해로 인해 쉽게 촉발된다.

아동이 자기 신체와 감정을 통합적으로 인식할 수 있도록 돕는 활동을 강화해 신체 감각을 안정시키고, 감정을 더 명확히 자각할 수 있게 해야 한다(예 : 즐거운 신체놀이). 또한 감정을 언어화하고 그 의미를 이해하는 활동(예 : 역할놀이)도 도움이 된다. 무엇보다 아동의 표현을 부정적으로 판단하거나 수정하려 하기 전에 수용과 공감이 우선이다. 공감과 이해는 관계를 안정시키는 핵심 요소이며, 아동이 가장 신뢰하는 사람과 안정된 관계를 맺는 것만큼 좋은 해결책은 없다. 대부분 문제를 촉발하는 요인은 부모와의 갈등이며, 부모와 안정된 신뢰 관계를 쌓는 것은 모든 문제해결의 출발점이 된다.

부모를 위한 자기 돌봄과 관계 회복

자폐스펙트럼 아동을 양육하는 부모의 마음은, 그렇지 않은 부모가 쉽게 짐작하기 어렵다. 양육 스트레스는 모든 부모에게 공통으로 나타나지만, 자폐 아동을 키우는 부모만이 겪는 스트레스가 있다. 그중에서도 무력감과 죄책감은 가장 큰 심리적 부담이다. 특히 고기능 자폐 아동의 경우, 겉보기에 '멀쩡해 보이는' 아이에 대한 기대와 현실 사이에서 부모는 더 깊은 고립감을 경험하기도 한다.

분명한 사실은 부모의 심리적 상태가 아동의 정서적 안정과 발달에도 직접적인 영향을 준다는 점이다. 따라서 부모가 자신의 감정과 경험을 돌보는 일은 아이에 대한 개입만큼이나 중요한 치료 과정의 일부이다.

DIR은 '관계와 성찰'을 통한 정서적 기능 발달을 이야기할 때, 아이의 입장뿐 아니라 부모의 관점에서도 접근한다. 부모가 자기감정을 더 깊이 성찰하고 자신과 연결되는 경험을 할 때, 아이와의 관계도 한층 더 안정되고 확장될 수 있다.

자기조절을 위한 회복 노력

일상에 자신만을 위한 작은 루틴(산책, 글쓰기, 커피 마시기 등)을 정착시키고, 이를 '정당한 나 돌보기'의 개념으로 받아들여야 한다. 부모가 자기조절이 되지 않는 상태라면 아이와의 정상적인 관계를 위한 발달 개입은 불가능하다. 따뜻하고 안정된 정서적 관계에 기반한 상호작용은 공동 조절의 상태에서만 가능하다. 부모는 아이의 조절을 돕기 위해 스스로 조절 상태를 유지하려고 노력해야 한다.

부모의 자기 인식과 솔직한 표현은 매우 중요하다. 부모가 스스로 스트레스를 인식하고 감정을 표현하는 능력을 키워야 한다. '내가 지금 화가 났구나.', '너무 지쳤구나.'라는 자기 인식은 아이와 관계를 맺을 때 훨씬 더 유연한 대응을 할 수 있게 한다.

가족의 도움과 공동체 커뮤니티에 참가

같은 경험을 공유하는 부모들과의 정기적인 모임, 가족 간의 지원과 이해는 정서적 버팀목이 되며, 부모로서의 정체성 유지와 지속적인 성장에 도움이 되므로 반드시 확보해야 한다.

DIR 플로어타임은 단순히 아동 발달 문제를 위한 치료 기법이 아니다. 부모, 교사, 전문가, 친구를 포함하여 아동을 둘러싼 모든 사회적 관계 구성원이 함께 참여하고 변화하는 '관계 중심의 긴 여정'이다. 이 여정은 누군가를 바꾸거나 고치는 것이 아니라, 함께 이해하고 느끼고 성장하는 과정이며, 아이의 발달은 바로 그 안에서 이루어진다. 플로어타임은 아이뿐 아니라 어른도 함께 성장하는 여정이며, 결국 모두가 서로를 향해 더 깊이 연결되고 함께 발전해 가는 길이다.

 고기능 자폐·ADHD 아이를 위한 플로어타임 가이드

6장

빈번한 문제행동을 극복하는 현명한 대처법

플로어타임 접근법은 사회성이 부족한 아동의 상호작용 능력을 향상하는 효과적인 프로그램이다. 그러나 사회성 발달이라는 목표는 결코 쉽게 이루어지지 않는다. 플로어타임 역시 인내심을 가지고 꾸준히 이어갈 때 비로소 아동의 실질적인 사회성 향상에 도달할 수 있다. 아동이 이 긴 과정에서 계속 미숙함을 보일지라도, 사회활동은 멈출 수 없으며 지속해야 한다. 따라서 미숙함에서 비롯하는 사회적 갈등과 문제행동은 계속해서 나타날 수밖에 없다.

사회성이 부족한 아동이 보이는 문제행동은 형태는 달라도 상당히 유사한 패턴을 지닌다. 각기 다른 아이들이 유사한 양상을 보인다는 것은 그 행동에도 나름의 합리성이 있다는 뜻이다. 그런데 이를 단순히 잘못된 행동으로 규정하고 억압하여 교정하려는 방식으로 훈육하면, 오히려 문제행동이 더 심각해질 수 있다. 따라서 사회성 부족으로 나타나는 문제행동의 원인을 제대로 이해해야 한다. 동시에 그 행동을 긍정적인 방향으로 발전시킬 수 있는 현실적이고 실효성 있는 대처법을 갖추어야 아동의 성장을 도울 수 있다.

이 장에서는 가장 흔히 나타나는 문제행동의 원인과 그 대처법을 다룬다.

고기능 자폐·ADHD 아이를 위한 플로어타임 가이드

불안정한 언어 및

일방적인 대화 습관

자폐 성향의 아동은 매우 독특한 언어 발달 패턴을 보인다. 공감 능력이 뛰어나고 사회성이 전형적으로 발달하는 일반 아동과는 큰 차이가 있다. 이러한 차이로 인해 나타나는 언어 발달 패턴은 부모나 주변 사람을 당황하게 만들며, 때로는 강제로 교정해야 할 장애 행동으로 여겨지기도 한다. 그러나 성인이 되어 유능하게 생활하는 자폐 성향의 사람들도 어린 시절에는 모두 독특한 언어 습관을 보였다. 이를 종합하면, 자폐 성향 아동의 독특한 언어 습관은 그들만의 고유한 발달 패턴임을 알 수 있다. 따라서 이러한 습관을 배척하기보다는 인정하고 격려하며 올바른 방향으로 유도해야 정상적인 언어능력에 더 빨리 도달할 수 있다.

언어 발달의 궁극적인 목표는 사람들과 관심사를 공유하고, 서로 이해하며, 합리적으로 정보를 교환하는 대화 능력에 이르는 것이다. 일반 아동은 이 능력에 쉽게 도달하지만, 자폐 성향 아동은 반드시 거쳐야 하는 여러 단계를 천천히 지나야만 한다. 이 과정은 일정한 법칙성을 지니며, 갑작스럽게 단계를 건너뛰는 일은 없다.

고기능 자폐 성향 아동의 경우 대부분 언어 발달 지연을 보인다. 쉽게 말해 말이 늦게 트인다. 이후 언어 폭발 시기에 이르면 혼잣말을 많이 하는 단계를 거친다. 이어서 같은 질문을 반복하는 초보적 대화를 시작하고, 점차 자기 관심사만을 반복해 이야기하는 일방적 언어 습관을 갖게 된다. 이 과정을 충분히 거친 뒤에야 비로소 관심사를 공유하며 대화할 수 있다. 하지만 공유된 관심사로 대화를 시작하더라도 논리나 조리가 부족해 자기 생각을 횡설수설하는 시기가 오래 이어진다. 그러고 나서야 타인의 입장에서 사고하고 이야기하는 능력에 도달하며, 이때부터 공유된 관심사에 관해 조리 있게 대화할 수 있게 된다.

이제 각각의 주요 단계에서 나타나는 특성을 살펴보도록 하자.

혼 잣 말 (self-talk)

자폐 성향 아동은 언어가 트이기 시작하면서 혼자 중얼거리듯 말하는 경우가 많다. 같은 말을 반복하거나, 스스로 질문하고 스스로 대답하기도 한다. 때로는 책이나 영화의 장면을 재현하듯 연기하며 혼잣말을 하기도 한다. 이 혼잣말은 단순한 기계적 발성이 아니라 감정이 담긴 대화 형식이어서 웃거나 화를 내는 등 표정 변화까지 동반되기도 한다.

부모는 이런 모습을 심각한 문제로 여기며 제지하려 하고, 현실과 동떨어진 혼잣말로 인해 정신질환을 의심하기도 한다. 과거에 정신분열증이라 불렸던 조현병 역시 현실과 괴리된 대화를 혼자 반복하는 양상을 보이기 때문이다. 그러나 조현병 환자의 독백은 존재하지 않는 환청이나 환상과의 대화로 맥락이 없는 반면, 자폐 성향 아동의 혼잣말은 실제 경험의 회상이나 상상의 확장에서 비롯되며 내용에 맥락이 있다.

자폐 성향 아동이 혼잣말을 하는 이유는 다양하다. 불안을 느낄 때 스스로 안정감을 찾기 위해 혼잣말을 하거나, 특정 소리나 문장을 반복하는 감각적 즐거움 때문에 하기도 한다. 그러나 대부분은 머릿속에서 떠오르는 이야기를 스스로 말하고 듣는 방식으로 자기 자신과 대화를 이어가는 것이다. 즉 말하는 화자와 듣는 청자가 모두 자기 자신인 셈이다.

일반 아동이 물건을 활용해 상상놀이를 한다면, 자폐 성향 아동은 머릿속 기억을 활용해 상상놀이를 한다. 상상놀이는 인지 발달과 사회성 발달에 필수적인 과정이므로, 머릿속에서 이루어지는 상상놀이 역시 중요한 발달단계다. 이 현상은 언어능력이 생겼지만, 아직 상대와 주고받는 대화가 어려운 초기 언어 발달 단계에서 주로 관찰된다. 혼잣말을 통해 스스로 대화를 이어가는 이 과정은 명백히 언어 발달 과정의 일부이며, 시간이 지나 풍부한 대화 능력이 발달하면 자연스럽게 줄어든다.

많은 부모와 치료사 중 일부는 아이의 혼잣말을 부정적으로 이해하여 제지한다. 그러나 이는 언어와 인지 발달의 자연스러운 과정을 막는 것이다. 아이가 입을 다문 채 머릿속에서만 상상놀이를 한다면 누구도 문제 삼지 않을 텐데, 단지 그 상상을 소리 내어 드러낸다는 이유로 억제하는 것은 옳지 않다. 주변에 피해를 주지 않는다면 가정에서는 이를 이해하고 용인해야 한다. 다만 공공장소에서는 오해를 살 수 있으므로 소리를 내지 말고 마음속으로 상상하도록 유도하는 것이 바람직하다.

이 현상은 제지해야 할 문제행동이 아니다. 오히려 발전시켜야 할 긍정적 놀이로 보아야 한다. 가장 좋은 방법은 아동의 혼잣말을 인정하고 확장하는 전략이다. 우선 혼잣말의 내용을 이해하고 공감해 주는 것이 필요하다. 예를 들어 아이가 만화 캐릭터 뽀로로가 친구와 노는 장면을 재현하며 이야기한다면, 그 사실 자체에 공감을 표현해야 한다.

"와, 뽀로로가 친구랑 놀고 있구나!"

이런 식으로 아이의 놀이 내용에 지속해서 지지와 공감을 보내며 함께 참여하는 사람이 되어야 한다. 이 과정이 충분히 형성되면, 지지와 공감을 넘어 확장을 시도할 수 있다. 예를 들어 뽀로로의 놀이 방식을 바꾸는 제안을 할 수도 있다.

"뽀로로야, 다른 친구 집에도 놀러 가자!"

이처럼 혼자 하는 상상놀이를 함께하는 상상놀이로 넓혀가야 한다. 그리고 혼잣말 형태의 대화에서 실제 상대방과 주고받는 대화 방식으로 점차 발전할 수 있도록 도와야 한다.

동일한 질문을

반복하는 이유

자폐 성향 아동은 언어 폭발기를 거치며 같은 질문을 반복하는 언어 습관을 보인다. 질문에 답을 해주어도 다시 묻기를 반복하는데, 답하는 부모 입장에서는 몹시 힘들다. 아이들은 몰라서 묻는 것이 아니다. 이미 정해놓은 답이 있으며, 부모가 다른 답을 하면 자신이 원하는 답이 나올 때까지 질문을 반복한다. 일반적인 언어 발달에서는 볼 수 없는 이 패턴을 올바로 이해해야 아동의 언어 발달을 제대로 도울 수 있다.

먼저 명심해야 할 점은 반복 질문이 아이가 부모에게 대화를 시도하는 방식이라는 사실이다. 이전까지 아이의 언어는 부모의 질문에 피동적으로 대답하거나, 먹을 것처럼 절실히 필요한 요구에 제한되어 있었다. 그런데 이제 아이가 스스로 질문을 던진다는 것은 부모를 상대로 능동적 대화를 시도한다는 뜻이다. 이는 상대와 주고받는 대화로 나아가기 위한 초기 단계이며, 다만 주제가 공감되지 않거나 답이 이미 정해져 있다는 한계가 있을 뿐이다.

따라서 아이가 왜 이런 대화를 시도하는지 이해해야 한다. 전형적인 언어 발달을 보이는 아동의 대화 주제는 현실감각에서 비롯된다. 그러나 자폐 성향 아동은 현실 자극을 사회적 대화 주제로 잘 연결하지 못한다. 대신 머릿속에 이미 입력된 정보를 연결해 대화 주제를 만들어낸다. 마치 시뮬레이션 게임을 하듯 '이 질문에는 이런 답이 정해져 있어!'라고 생각한다. 그리고 이를 현실에 적용해 자기 생각이 맞는지 틀리는지 확인하는 과정을 거친다. 머릿속에서 떠올린 답과 상대방의 답이 일치하면 비로소 현실과 생각이 일치한다고 받아들이고, 그제야 현실에 대한 명확한 이해로 나아간다.

'아, 내가 생각한 것이 맞았구나!' 하고 확인하는 과정을 통해 언어의 활용성과 확장성이 이루어진다. 이러한 확인 과정을 거친 후에야 오답에 대한 수용력이 생기는 것이다. 자기 사고에 대한 확신이 반복적으로 쌓여야만, 틀린 답을 접했을 때 다르게 생각할 수 있다. 처음부터 다른 답을 가르친다고 아이의 사고력이 달라지지 않는다. A=B라는 답을 반복해서 확인한 뒤에야 비슷한 답, 즉 B′, B″ 같은 유사한 답을 수용할 수 있다. 이 과정이 충분히 공고해진 후에야 C나 D와 같은 오답도 받아들이며, 자기 질문을 어떻게 바꿀지 역으로 추론할 수 있다.

같은 질문을 반복하는 과정을 즐기는 아동은 대체로 논리적 사고력이 강하고 인지능력이 우수하며 지능이 높은 편이다. 이런 아동에게 가장 나쁜 대응은 질문을 차단하는 것이다. 많은 부모가 "제발 그만 물어봐!"라고 말하며 대화를 끊는데, 그러면 아이는 혼자 질문하고 혼자 답하는 방식으로 퇴행한다. 이는 아이의 사회성 발달, 인지 발달, 지능 발달의 기회를 차단하는 것이다.

따라서 반복 질문에는 반복적으로 답해주어야 한다. 아이가 원하는 만큼 질문에 답을 해주어야 한다. 아이는 절대 그 질문을 평생 하지 않는다. 자기가 시뮬레이션한 질문과 답에 확신이 생기면 다른 질문과 답으로 넘어간다. 즉 부모가 해줄 만큼 해주어야 그다음 단계로 넘어간다. 또 하나 명심해야 할 점은, 아이가 같은 질문에서 충분한 안도감과 만족을 얻었을 때 변화를 주어야 한다는 것이다. 필요하다면 일부러 틀린 답을 말해 혼란을 만들고, 이를 대화로 연결하는 확장을 시도할 수 있다. 그리고 같은 질문을 부모가 먼저 던지는 등의 변형된 상호작용으로 승화해야 한다. 아이가 머릿속 지식으로 게임을 하고 있다면, 부모는 이를 현실의 게임으로 정착시켜야 한다.

이런 대화 습관은 결코 평생 가지 않는다. 사회적인 사고능력이 발전하면 사라진다. 타인의 입장이 돼서 사고하는 능력이 형성되며 사라지게 된다. 내가 이런 질문을 반복하면 엄마가 굉장히 힘들어해 할 것을 이해하게 되면 사라진다. 같은 질문에 열심히 답해주는 것은 진정한 대화로 가는 첫걸음이라는 점을 명심해야 한다.

　　고기능 자폐·ADHD 아이를 위한 플로어타임 가이드

이야기에 맥락이 없고, 조리 있게 말하지 못하는 이유

혼잣말과 같은 질문을 반복하는 언어 습관을 거치면, 대부분 자폐 성향의 아이는 자신의 제한된 관심사를 위주로 일방적인 대화를 지속하는 경향을 보인다. 그 이유와 대응 방법은 앞선 4장에서 다룬 바 있으니 플로어타임의 실제 사례를 참조하기를 바란다. 다만 여기서 재차 강조하고 싶은 것은 자기 관심사만을 반복적으로 이야기하는 일방적인 언어 습관 역시 자폐 성향의 아이들이 필수적으로 거쳐야 하는 과정이라는 사실이다. 아이들은 자신의 관심과 감정 상태를 부모와 공유하며 함께하고 싶어 대화를 시도하는 것이다. 이 과정을 충분히 거친 이후에야 아이들은 비로소 상대방과 공유된 관심사에 관하여 대화하는 방법을 깨치게 된다. 그러므로 부모가 부정적인 태도로 제지하거나 무시한다면 아이들은 대화 자체를 거부하게 되며 세련된 대화 능력을 획득하기 어렵게 될 것이다.

일방적인 대화 습관을 넘어서 공동의 관심사를 가지고 대화하는 단계가 되어도, 자폐 성향 아이들에게는 하나의 관문이 더 남아 있다. 바로 상대방이 이해할 수 있도록 조리 있게 말하는 능력이다. 이 능력이 부족한 아이는 기승전결이 있게 말하지 못하고 결론만 단답형으로 답하기도 하고, 상대방의 이야기나 질문에 맞지 않는 맥락 없는 소리를 해서 대화 자체를 이어나가지 못한다. 이런 대화 능력을 개선하지 않으면, 아이는 또래와 친분이 깊은 관계를 만들어낼 수 없다. 그래서 이 문제를 해결하려고 아이를 스피치 학원에 보내거나 강도 있는 언어치료를 찾는 부모가 많다. 그러나 이는 부분적인 도움을 줄 뿐 결코 근본적인 해결책이 되지 못한다. 조리 있게 말하는 능력을 개선할 수 있는 곳은 아이가 가장 말을 많이 하는 공간인 가정이다. 그리고 아이의 대화 능력을 향상할 수 있는 유일한 교사는 사려 깊고 배려 있는 대화를 지속해 줄 부모라는 사실을 명심해야 한다.

조리 있게 말하기에 어려움을 겪는 아이들을 제대로 도와주기 위해서는 문제가 발생하는 원인부터 알아야 한다. 자폐 성향 아이들이 조리 있게 말하기 힘든 이유는 첫째로 실행기능(Executive Functions)의 약화에 있다. 자폐 성향 아이들은 머릿속에 있는 정보를 현실에 맞게 꺼내어 표현하는 과정 자체에 어려움을 겪는다. 조리 있게 말하려면 먼저 머릿속에서 생각을 체계적으로 정리하고, 그다음 생각을 꺼내는 순서를 정하고, 그에 맞는 단어를 선택하는 일련의 과정을 거쳐야 한다. 이를 실행기능이라고 하는데, 자폐 성향이 있는 아이들은 이 기능이 약해 문장의 구조나 흐름을 잡는 데 어려움을 겪는 것이다.

즉 실행기능이 약한 자폐 아동의 경우 어떤 이야기를 할지 선택하는 데서부터 막히고, 생각이 머릿속에 흩어져 있어서 순서화나 논리적 연결이 어려운 상태다. 그러다 보니 한 문장을 말하던 중에 다른 생각으로 튀거나 말을 끝맺지 못하기도 하고, 말하다가 중간에 끊기거나 같은 말을 반복하는 것이다. 그러므로 아이가 조리 있게 말하도록 하려면 실행기능을 도와주어야 한다.

복잡하고 추상적인 논리적 대화는 복잡한 사고 과정이 필요하지만, 일상생활에서의 대화 능력은 간단한 실행 구조화가 가능하다. 가장 간단한 구조화는 시간 순서에 따라 설명하는 것이다. 일상에서 경험한 것을 시간 순서대로 말할 수 있도록("맨 먼저─그다음에─마지막엔") 도와주어야 한다. 또 다른 실행 구조화는 육하원칙, 즉 '5W1H'에 따른 질문으로 구조화하여 생각을 정리하도록 돕는 것이다. 예를 들어, "오늘 뭐 했어?"라는 추상적 질문 대신 "누구랑 있었어?", "어디에 갔어?", "무슨 일이 있었어?", "그건 왜 했어?", "그때 기분은 어땠어?"라는 방식으로 질문하고, 점차 아이가 스스로 이 순서로 말하게 유도하는 것이다.

또한 항상 아이의 말을 긍정해 주며, 마지막으로는 아이의 말을 확장된 반복으로 강화해 주어야 한다. 예를 들어, 아이가 단순하게 "동물원 갔어."라고 말하면, "그래? 너 어제 엄마랑 동물원 갔구나! 어떤 동물 봤어?"처럼 아이의 말에 살을 붙여서 다시 말해주는 방식으로 조리 있게 말하는 것을 보여주어야 한다. 이런 대화가 가정에서 일상화될 때 아이는 조리 있게 말하는 능력을 꾸준히 발전시켜 갈 수 있다.

자폐 성향이 있는 아이들이 조리 있게 말하기 어려워하는 두 번째 이유는 상대방의 입장이 되어서 생각하고 말하는 능력의 부족이다. 아는 것이 많거나 지능이 높다고 말을 잘하는 것이 아니다. 말을 잘한다고 평가받는다는 것은 사람들이 이해하기 쉽도록 말한다는 의미이다. 그러므로 조리 있게 말하는 능력에서 필수적인 것은 상대방의 생각과 반응을 이해하여, 상대방이 쉽게 받아들이도록 말하는 것이다. 상대방의 입장이 되어 사고하는 능력은 상당히 높은 수준의 사회성 발달이 이루어져야 가능하다. 같은 질문을 반복하거나 대화에서 일방적으로 자기 관심사만을 고집하여 이야기하는 수준에서는 쉽지 않은 일이다. 어느 정도 타인의 생각과 입장을 사고할 능력이 생겨야만 조리 있게 말하는 능력을 키워줄 수 있다.

이를 도와주는 방법은 매우 간단하다. 아이가 말하는 내용이 부모의 관점에서는 왜 이해하기 어려운지 구체적으로 알려주는 것이다. 그리고 이렇게 이야기했으면 이해하기 쉬웠을 거라며, 긍정적인 모델을 제공해 주어야 한다. 그러면서 스스로 다시 한번 이야기해 달라고 요청하여, 교정된 대화를 재현하도록 한다. 이런 과정을 꾸준히 반복해 가면 아이는 조리 있게 대화하는 능력을 갖추게 될 것이다.

   고기능 자폐·ADHD 아이를 위한 플로어타임 가이드

학습능력 저하

고기능 자폐 성향을 보이는 아동은 일반적으로 언어능력과 지능이 평균 이상인 경우가 많다. 반면 지능이나 언어능력이 평균 이상이어도 학습장애나 학습 부진을 보이는 경우도 적지 않다. 학습 전반에서 어려움을 겪기도 하지만 특정 영역에서만 도드라지게 문제를 나타내기도 한다. 이렇게 학습 부진과 장애가 동반되는 경우는 모두 독특한 신경 발달의 불안정 문제로, 그 특성에 맞는 대처가 필요하다. 이제 학습 부진의 원인과 각각의 해결 방법을 살펴보자.

학습장애의 가장 흔한 원인은 집중력 유지의 어려움이다. 자기 생각에 과몰입하여 현실의 학습 상황으로 의식이 진입하지 못하는 경우다. 간단히 말해 현실과 분리되어 학업에 집중하지 못하는 것이다. 이런 경우 집에서 부모가 공부를 가르치면 잘 따라오지만, 학교 수업은 전혀 이해하지 못하고 따라가지 못한다. 부모가 일대일로 가르칠 때는 다양한 방식으로 자극을 주며 집중 상태를 유지해 주기 때문이다.

집중력 유지의 어려움은 작업 기억(working memory) 약화로도 나타난다. 학습이나 작업 중에 다른 생각에 몰입하면서 다음 단계에 무엇을 해야 하는지를 잊어버린다. 머릿속에서 정보를 잠시 보관하고 처리하는 능력이 떨어지기 때문에 진행 중인 일을 중단하고 헤매는 경우가 많다. 예를 들어 간단한 문장은 이해하고 풀 수 있지만, 문장이 길어지면 동일한 난도의 문제라도 전혀 이해하지 못한다. 이런 유형의 아동은 철저히 일대일 수업을 위주로 진행해야 한다. 학습 중 집중력이 떨어지는 순간에는 어깨를 툭툭 치거나 책상을 두드려 주의를 환기해 주어야 한다. 일대일 수업을 위주로 하면서 공동 수업은 보조적인 복습 절차로 만들어야 한다. 그렇게 하면 대부분 자기 학년의 수업을 따라가기 어렵지 않게 된다. 이를 반복적으로 지속하여 학업에 자신감이 생기면, 아이가 스스로 주의를 유지하려는 능동적인 시도를 하게 된다.

자폐 성향 아동에게서 학습 부진과 장애가 나타나는 두 번째 이유는 언어적 이해력 차이 때문이다. 언어 발달이 지연된 아동에게 자주 나타나는데, 언어가 가진 수리적 의미를 이해하지 못한다. 예를 들어 단순 연산은 잘하지만, 지문을 읽고 푸는 응용문제는 풀지 못하는 경우다. 또 다른 경우는 언어의 화용적 이해가 부족하여 발생한다. 단어의 문자적 의미는 이해하지만, 비유, 추론, 은유 등을 이해하는 데 어려움을 보인다. 교사의 설명 방식이 추상적일 경우에도 따라가기 힘들어한다. 이런 경우는 수학은 잘하지만 국어가 매우 어려운 아동에게서 자주 나타난다.

언어적 이해력 차이로 인한 학습장애는 세 가지 방법으로 개선을

　　고기능 자폐·ADHD 아이를 위한 플로어타임 가이드

시도할 수 있다. 근본적으로는 언어 이해 능력을 높이는 것이 해결책이다. 언어 이해력과 화용 능력이 향상되면 문제는 자연스럽게 해결된다. 사회성이 부족한 아동의 언어능력을 높이는 데 가장 기본이 되는 공간은 가정이며, 그 주체는 부모와 형제들이다. 가정에서 다양한 주제로 이루어지는 풍부한 대화가 언어능력을 향상하는 가장 좋은 방법이다. 그러나 이 방법은 장기간 지속해야 성과가 나타나므로 단기적으로 학습 능력을 개선하기는 어렵다.

빠른 극복을 위해서는 시각적 도구를 학습에 활용하는 것이 좋다. 자폐 성향 아동은 언어 정보 이해는 부족하지만, 시각 정보 습득은 빠르다. 이 특성을 이용해 복잡한 언어 정보를 시각 정보로 바꿔주어야 한다. 예를 들어 체크리스트, 순서도, 그림 카드 등을 활용해 학습 과정을 눈으로 보게 하고, 추상적인 개념은 구체적인 이미지나 예시로 설명한다. 마지막으로 응용문제나 화용성이 요구되는 문제의 다양한 패턴을 통째로 반복 경험하게 해야 한다. 일반 아동보다 훨씬 많은 반복이 필요하지만, 누적 경험을 통해 화용성 있는 정보의 해석에 익숙해질 수 있다.

세 번째 학습 부진 유형은 정보처리 속도의 저하다. 문제를 이해하고 정답도 산출할 수 있지만 풀이 시간이 지나치게 오래 걸린다. 그러므로 제한된 시간 내에 처리할 수 있는 정보의 양이 적고 한정적이다. 정보의 처리와 통합은 전두엽 영역에서 이루어지는데, 자폐 성향 아동과 ADHD 아동은 전두엽 발달이 늦다고 알려져 있다. 즉 뇌신경 발달의 미숙으로 인해 생물학적 연령에 맞는 수준의 정보처리 속도를 내지 못하는 것이다.

이 문제를 해결하는 가장 좋은 방법은 일상에서 다양한 인지놀이를 매우 빠르게 경험하게 하는 것이다. 묵찌빠, 하나 빼기 가위바위보, 공공칠빵 같은 실내 단체 레크리에이션 게임은 정보를 빠르게 처리해야 한다. 어릴 때 이런 놀이를 많이 할수록 정보처리 능력이 향상된다. 그러나 꾸준히 실행해야 하며 시간이 오래 걸린다. 학습 성과를 빨리 내고 싶다면 이 역시 반복 훈련으로 접근하는 수밖에 없다. 이해는 하지만 풀이 시간이 오래 걸리는 문제를 반복해 연습하며 시간을 단축하는 것이다. 이 과정이 누적되면 훈련된 동일한 패턴의 문제는 빠르게 처리할 수 있게 된다.

고기능 자폐·ADHD 아이를 위한 플로어타임 가이드

학교생활이나 과제 수행을

계획적으로 수행하지 못하는 이유

자폐 성향의 아이들은 일상생활에서 과제를 계획적으로 수행하지 못해 여러 문제를 보이기도 한다. 특히 학교생활에서 이런 문제가 두드러진다. 가장 흔한 모습은 과제나 숙제를 자주 잊는 것이며, 수업 준비물을 빠뜨리기도 한다. 이런 단순한 문제는 해결된다 해도 복잡한 수행 과정이 필요한 과제에서는 대부분 어려움을 겪는다.

예를 들어 여러 과제를 동시에 수행해야 할 때 어떤 과제를 먼저 해야 할지 판단하지 못해 우왕좌왕하며 시간을 허비한다. 제출 기한이 있는 과제는 마감을 지키기 힘들어한다. 과제를 미루다 마감일에 몰려 스트레스를 폭발시키고 패닉 상태에서 아예 포기하는 일도 흔하다. 시험을 앞두고는 학습 자료를 정리하지 못해 공부를 시작하지 못하고, 무엇을 어떻게 준비해야 할지 몰라 제 실력을 발휘하지 못하는 일도 많다. 특히 집단 프로젝트에서는 이런 어려움이 심각하게 나타난다. 팀 과제에서 자신의 역할을 이해하기도 어렵고, 이해한다 해도 이를 계획적으로 수행하는 것은 더욱 힘들어하기 때문이다.

이런 문제가 누적되면 교사의 지적이 늘고 친구들의 비웃음을 사며 학교생활에서 열등감과 패배감이 깊어진다. 여기에 부모와의 갈등까지 겹치면 아이는 심한 좌절감을 경험한다. 이러한 문제는 겉보기에 '부주의'나 '게으름' 때문으로 보이지만, 실제로는 그렇지 않다. 자폐 성향 아동의 고유한 정보처리 방식의 한계에서 비롯하는 문제이기에, 무조건 강압적으로 훈육하기보다는 원인을 이해하고 슬기롭게 도와주어야 극복할 수 있다.

이런 문제가 생기는 가장 큰 이유는 자폐 성향 아동의 내적 동기가 매우 제한적이기 때문이다. 일반 아동은 사회적 보상 체계에서 강한 동기부여를 얻는다. 즉 부모의 칭찬, 함께하는 경험, 인정받는 것 자체에서 즐거움을 느끼고 이를 행동의 동기로 삼는다. 하지만 자폐 성향 아동은 사회적 상호작용이나 보상보다 자신이 집착하는 특정 관심사에 더 큰 동기를 느낀다. 좋아하는 일에는 두세 시간 몰입할 수 있지만, 흥미 없는 일(정리, 숙제, 양치 등)에는 전혀 집중하지 못한다. 그래서 칭찬이나 사회적 보상이 있어도 관심을 두지 못하고 적극적으로 행동하지 않는다.

이때 단기적으로 가장 효과적인 접근법은 선호 활동과 비선호 활동을 연결하여 동기부여를 하는 것이다. 비선호 활동을 먼저 끝내야 선호 활동을 할 수 있도록 하는 행동 연쇄법이다. 예를 들어 "문제집 2장 하면, 마인크래프트 20분!", "숙제 끝나면, 자동차 그림 그리고 놀자!", "일정 정리하면, 좋아하는 책 읽어줄게."와 같은 방식이다. 이 조건은 명확하고 일관되게 유지하는 것이 중요하다.

그러나 여기서 그치면 장기적인 행동 수정으로 이어지지 않는다. 중요한 것은 이 과정을 통해 사회적 동기를 강화하는 것이다. 즉 해당 행동을 해야 하는 사회적 이유와 보상에 관해 명확히 설명하고 이해시켜야 한다. "왜 해야 하는가?"에 대한 사회적 이유를 납득하는 과정이 누적되어야 장기적으로 계획적 행동을 하는 능력이 향상된다.

지속적으로 계획적인 작업 수행 능력을 발휘하게 하는 근본적인 해결책은, 아동이 선호하는 활동과 연결된 사회적 꿈을 갖도록 하여 장기적인 동기를 부여하는 것이다. 자폐 성향 아동은 누구나 강하게 몰입하는 관심사가 있다. 그 관심사를 직업이나 역할로 연결할 가능성을 보여주는 것이 동기부여의 출발점이다. 예를 들어 공룡에 집착하는 아이라면 '고생물학자', '박물관 큐레이터'라는 직업을 소개하고 직간접적으로 경험할 기회를 주어야 한다. 그리고 그 꿈을 실현하려면 현실에서 어떻게 행동해야 하는지를 이야기하며, 스스로 행동을 수정할 수 있도록 격려해야 한다.

자폐 성향 아동은 선호하는 분야에서 강력한 몰입력과 집행력을 보인다. 따라서 장기적이고 직업적인 목표가 정해지면, 놀라울 정도의 몰입력으로 스스로 행동 방식을 수정한다. 그 결과 오히려 일반인보다 더 뛰어난 계획적 작업 수행 능력을 발휘하기도 한다. 결국 부모가 올바르게 안내한다면 이는 약점이 아니라 장점으로 전환될 수 있다.

계획적 과제 수행 능력을 저하하는 두 번째 원인은 전체적인 조망 능력의 부족이다. 자폐 성향 아동은 사물을 볼 때 전체보다는 세부에 집중하기 때문에 전체적인 시각에서 계획을 세우고 실행하는 능력이 떨어진다. 예를 들어 '청소'를 한다고 할 때 청소 전체를 계획하는 것이 아니라 바닥 먼지에만 집중하거나 침대 시트 정리만 하거나, 집착하는 부분만 실행하고 만족한다. 이는 '집행기능(Executive Function)'의 약화로 이어진다. 집행기능은 무언가를 계획하고, 순서를 정하며, 시작하고, 조절하고, 마무리하는 능력이다. 자폐 성향 아동은 이 기능이 전반적으로 미숙한 경우가 많다. 일을 할 때는 순서, 시간, 목표를 머릿속으로 정리해야 하는데, 그 시작 자체를 어려워한다. 또한 중간에 멈추거나 목표를 잊어버리기도 한다.

이러한 조망 능력과 집행기능을 향상하는 좋은 방법은 시뮬레이션 게임, 즉 계획 수립 놀이를 하는 것이다. 예를 들어 방을 청소할 때, 청소 전에 계획 수립 놀이를 먼저 하는 것이다. 아이에게 청소를 한다면 무엇부터 하고 싶은지, 어떤 순서로 하고 싶은지, 어떻게 마무리하고 싶은지를 말하게 하고 더 좋은 방법이 있는지 함께 의논한다. 아이가 옳은 의견을 내면 칭찬으로 격려하고, 잘못된 내용은 구체적으로 수정해 실행 계획을 구두로 완성한다. 계획 수립 놀이는 어떤 일을 실행하기 전에 반드시 해주어야 한다. 미리 시뮬레이션하는 과정을 통해 아동의 조망 능력과 수행 능력이 향상되기 때문이다.

또한 계획 수립 놀이는 아동이 흥미를 느끼는 분야에서 프로젝트나 테마를 정해 상상놀이로 진행하는 것도 권장된다. 예를 들어 자동차를 좋아하는 아이라면 카 레이싱 관람 계획을 스스로 세우고 이야기하는 놀이를 해보는 것이다. 다양한 분야에서 스스로 계획을 세우고 실행하는 상상놀이를 부모가 꾸준히 도와주면, 아동의 조망 능력과 집행기능은 충분히 개선될 것이다.

사회적 고립:
왕따, 은따에서 벗어나기

사회성이 부족한 자폐 성향 아동이 사회활동의 미숙함을 극복하지 못하면, 마지막 종착지는 사회적 고립이다. 학교에 가도 말을 주고받거나 같이 놀 친구가 하나도 없는 상태까지 이르기도 한다. 때로는 아이들에게 조롱의 대상이 되며, 이는 흔히 '왕따'라는 용어로 표현된다. 최근에는 물리적 폭력뿐 아니라 언어폭력까지 학교폭력으로 엄격한 처벌 대상이 되면서 노골적인 왕따 현상은 거의 사라졌다. 대신 은근히 티 나지 않게 집단으로 따돌린다는 의미에서 '은따'라는 용어가 등장했다. 학교에 있는 동안 하루 종일 누구와도 말을 주고받지 못하고, 누구에게도 다가가지 못한 채 집으로 돌아오는 아이들도 흔하다.

학교생활에서 고립된 아이가 학교에 가기 싫어하며 등교를 거부하면, 갈등이 본격적으로 드러나기 시작한다. 대부분 부모는 아이를 이해하지 못한 채 등교를 권하거나 압박하며 갈등을 더 키운다. 그러나 먼저 명심해야 할 사실이 있다. 아이가 등교를 거부하기 시작했다는 것은 단순히 학교에 가기 싫은 것이 아니라, 학교가 두렵고 이미 깊이 상처받아 트라우마가 형성되었다는 뜻이다. 아이에게 필요한 것은 등교 자체가 아니라 친구다. 즉 사회적 고립에서 벗어나고 싶어 하는 것이다. 왕따나 은따 상태에 놓인 아이를 돕기 위해 부모는 다양한 접근법을 합리적으로 모색해야 한다.

문제해결을 위해 먼저 이해해야 할 점은 사회적 고립의 필연성이다. 즉 사회성이 부족한 아이에게 사회적 고립은 불가피하다는 사실을 인정해야 한다. 사회성이 부족한 아이가 한두 명의 친구라도 갖는 것은 행운에 가깝다. 사회성이 부족한 아이를 키우는 부모는 자신의 아이가 또래보다 정신연령이 낮다는 사실은 쉽게 이해한다. 적게는 2년, 많게는 4~5년 뒤처진 경우도 있다. 정신연령이 어리다는 것은 단순히 순진하다는 의미가 아니다. 사고방식, 이해 수준, 놀이 수준, 언어 수준 모두 또래보다 몇 년 어린 상태임을 뜻한다. 5학년 교실에 2학년 아이가 함께 앉아 있다고 상상해 보라. 대화가 제대로 이루어질 수 있겠는가? 놀이가 수준에 맞게 이어질 수 있겠는가? 불가능한 일이다. 어린아이가 놀자고 다가오면 다른 아이들은 자리를 피하고, 재미있는 또래와 어울리기를 원할 것이다. 따라서 사회성이 부족한 아이에게 사회적 고립은 필연적이다. 이 점을 이해해야 비로소 합리적으로 대응할 수 있다.

왕따·은따 사건을 부모가 인지했을 때 흔히 저지르는 잘못된 대응 방식이 몇 가지 있다. 가장 흔한 것은 왕따·은따를 유발하는 아이들을 나쁜 아이로만 취급하는 것이다. 물론 왕따·은따 행위는 교정하고 훈육해야 할 잘못된 행동이다. 그러나 자신의 아이는 전혀 문제가 없는데 단지 못된 아이들이 괴롭혀서 문제가 생겼다는 인식은 매우 안일하다. 앞서 지적했듯 정신연령 차이가 있는 또래 속에서 사회성이 부족한 아이의 행동은 문제를 유발할 여지가 많다는 점을 명심해야 한다. 학생들을 대상으로 한 왕따·은따 해결 방안 설문조사를 보면, 따돌림을 당하는 학생의 태도 변화도 필요하다고 지적한다. 이는 학생들의 일반적인 인식을 반영하는 것이라 할 수 있다.

나쁜 아이들과 나쁜 환경에 책임을 돌리는 부모들이 흔히 선택하는 방법은 아이를 전학 보내는 것이다. 아이를 왕따·은따로 대하는 또래들에게서 벗어나면 문제가 해결되리라 생각하는 것이다. 그러나 문제의 근본 원인은 사회성이 부족한 아이 자신에게 있다. 따라서 전학을 해도 곧 동일한 문제가 되풀이되기 마련이다. 게다가 사회성이 부족한 아이는 새로운 환경에 적응하기 힘들어하고 불안을 느끼는 경우가 많아 문제가 더 악화할 수 있다. 아이가 충분히 준비되지 않은 상태에서 전학은 결코 해결책이 될 수 없다.

두 번째 잘못된 대응은 아이의 소극적 태도를 탓하며 혼내고 훈육하는 것이다. 아이가 또래의 잘못된 행동에 적극적으로 대응하지 못하고 소극적으로 행동해 문제가 생긴다고 생각하는 것이다. 그래서 적절히 대응하지 못하는 아이를 혼내며 행동을 강압적으로 수정하려 든다. 그러나 아이는 온순한 성격 때문에 대응하지 않는 것이 아니라, 애초에 적절하게 대응할 능력이 없는 상태다. 게다가 이미 왕따·은따를 겪고 있는 아이는 같은 반 친구들을 대하는 것 자체를 두려워하고 불안해하는 경우가 대부분이다. 결국 가능하지도 않은 해결책을 강요하면 아이는 부모와의 대화조차 피하게 된다. 은둔형 외톨이가 되는 아이의 최악의 종착지는 부모와의 대화도 거부하고 자기 방에서 나오지 않는 상태다. 학교에서 고립되어 등교도 거부하는데 집에서도 부모의 보호를 받지 못한다면, 아이는 부모까지 거부하고 자기 방에 은둔하는 외톨이 생활을 택하게 된다.

이제 아동의 사회적 고립을 극복하기 위한 대책을 이야기해 보자. 가장 먼저 언급해야 할 것은 구체적인 방법 이전에 일관성 있게 유지해야 할 부모의 태도다. 부모는 아이가 기댈 수 있는 마지막 보루임을 명심해야 한다. 또한 아이의 상처 난 마음을 보듬어줄 유일한 사람이라는 사실도 반드시 기억해야 한다. 이렇게 생각한다면 첫 번째로 중요한 것은 절대 아이를 비난하지 않고, 감정을 공유하며 지지하는 태도를 유지하는 것이다. 아이의 잘못된 행동을 보며 "어쩌려고 이러니?", "이러다 큰일 난다."와 같은 비난조의 조언은 절대 해서는 안 된다. 부모는 안타까운 마음에 하는 말이라 생각하겠지만, 이미 좌절한 아이는 부모에게서조차 비난받는다고 느끼며 자존감이 더욱 떨어지게 된다.

오히려 필요한 것은 공감을 유지하고, 아이의 문제를 잘못이라 단정하지 않은 채 중립적인 태도로 대화를 이어가는 것이다. 예를 들어 "혼자 있는 게 힘들지 않았니?" 같은 말로 아이의 감정을 이해하고 공감하는 대화를 해야 한다. "네가 이상한 게 아니야. 가끔은 친구를 사귀기 어려울 때가 있을 수 있어."와 같이 중립적인 반응을 보여야 한다. 그리고 "그러면 어떻게 하면 좋을지 같이 고민해 보자."라며 아이의 선택을 존중하는 태도로 대화를 이어가야 한다.

그리고 아이의 자신감과 자존감을 끊임없이 높여주며, 아이와 즐거운 놀이를 지속해야 한다. 자신감과 자존감을 키워주는 방법은 아이

　　　고기능 자폐·ADHD 아이를 위한 플로어타임 가이드

의 장점을 칭찬하고, 미래에 희망적인 결과가 있을 것이라는 낙관적인 견해를 전하는 것이다. 예를 들어 "친구가 없어도 넌 좋은 사람이야.", "넌 마음도 착하고 장점도 많으니까 시간이 지나면 친구들이 그 사실을 알고 널 좋아하게 될 거야."와 같이 구체적인 장점을 늘 칭찬하며, 미래를 낙관하는 태도로 대화해야 한다. 또한 아이가 좋아하는 놀이를 부모가 함께 즐겨야 한다. 고립된 아이는 본능적으로 함께하는 놀이를 갈망한다. 고립은 곧 놀이의 단절을 의미한다. 이런 결핍을 채워주어야 자존감과 자신감이 자라날 수 있다. 친구와 함께 놀 수 있다면 가장 좋지만, 그 이전이라도 놀이가 멈추어서는 안 된다. 부모가 진정한 친구가 되어 아이와 즐거운 놀이를 계속 이어가야 한다.

이제 왕따·은따에서 벗어나기 위한 구체적인 방법을 이야기해 보자. 먼저 목표를 구체적으로 설정하는 것부터 시작해야 한다. 이미 사회적 고립을 경험한 아이가 갑자기 사회성이 좋아져 친구가 많아지고 인기 있는 아이가 되는 것은 현실적이지 않다. 그러나 사회성이 부족한 아이라도 성향이 잘 맞고 관심사를 공유할 수 있는 친구 2~3명과 긴밀한 관계를 유지할 수는 있다. 친구가 많고 교류가 활발해야만 좋은 것은 아니다. 고립감을 느끼지 않고 즐거움을 나누며 어려움을 의논할 수 있는 친구 2~3명만 있어도 또래 수준의 사회성을 발달시키기에 충분하다. 따라서 친한 친구 2~3명을 만드는 것을 목표로 삼아야 한다.

사회적 고립이 심해 친구를 사귀어 본 경험조차 없는 아이라면 온라인에서 친구를 만드는 시도부터 해보는 것이 좋다. 사회성이 부족한 아이는 상대방의 눈빛이나 표정 변화를 통해 언어 이면의 의도를 파악하기 어렵다. 그래서 얼굴을 맞대고 대화할 때 원활하게 이어가기 힘들다. 그러나 온라인에서 채팅으로 대화하면 이런 단점이 크게 문제 되지 않는다. 실제로 학교에서는 고립되어 친구가 없지만, 온라인에서는 다양한 친구와 활발히 교류하는 경우도 흔하다. 온라인에서 친구를 사귀고 대화를 나누는 과정이 활발해지면 오프라인 만남으로 발전할 기회도 생긴다. 또 온라인상에서 대화 경험이 쌓이면 또래의 감정이나 놀이 방식에 익숙해져 현실에서 친구를 사귀는 데 예행연습이 되기도 한다. 따라서 아이들이 즐기는 컴퓨터 게임을 무조건 제재하기보다는, 온라인에서 친구를 사귈 수 있는 도구로 삼아 건전한 놀이로 장려하는 것이 바람직하다.

아이가 좋아하는 분야에서 활동하는 소규모 동아리에 참가하도록 권하는 것도 좋다. 사회성이 부족한 자폐 성향 아동은 집착적으로 즐기는 분야가 있으며, 몰입력이 강해 해당 분야에서는 대단한 수준의 지식과 능력을 갖추기도 한다. 따라서 같은 관심사를 공유하는 친구와는 깊고 친밀한 교류가 가능하다. 다만 규모가 큰 동아리 활동은 피하는 것이 좋다. 사회성이 부족한 아동은 대체로 일대일 활동을 선호하며, 인원이 많아질수록 교류 활동에 어려움을 겪는다. 그러므로 소규모 동아리 활동이 훨씬 유리하다.

사회성이 부족한 아이들이 교제하기 쉬운 친구는 상대적으로 온순하고 배려심 많은 아이다. 부모는 이런 성향의 친구와 연결될 수 있도록 여러 방면에서 지원해야 한다. 그중 내가 가장 권하는 방법은 종교 단체의 학생회 참여를 독려하는 것이다. 신앙생활이라는 공통점을 바탕으로 하는 학생들의 종교 모임은 다른 동아리 활동에 비해 이해심과 포용력이 높은 편이다. 따라서 종교 활동 참여를 독려하고, 부모가 이를 지원해 아이가 친구와 자연스럽게 연결될 수 있도록 우회적으로 도와주는 것이 바람직하다.

이 과정을 아이에게 그냥 맡겨 두고 방치해서는 안 된다. 부모는 아이와 이 과정을 격의 없이 의논하고 응원해 주어야 한다. 친구와의 교제 활동에서 일어나는 다양한 사건이나 문제를 편하게 상의할 수 있는 부모로서 위치를 확고히 해야 한다. 또한 함께 의논하며 교제 활동에서 작은 목표를 공유하고, 진행 방식을 미리 시뮬레이션하여 간접 경험을 풍부하게 해주어야 한다. 이 과정을 인내심 있게 꾸준히 이어간다면 아이는 스스로 친구를 사귀는 법을 터득하게 될 것이다.

자폐 아동을 위한 플로어타임 프로그램

발달장애 아이의 참여와 의사소통, 긍정적인 사고와 행동을 유도하는 사회성발달 치료법

권현정·김문주 지음 | 288쪽 | 16,000원 | 와이겔리

ICDL 플로어타임 공식 협회 추천도서
플로어타임, 아동 발달장애의 본질적인 치료법

이 책에서 아동의 성장과 발달을 지원하는 유용한 기법으로 DIR 플로어타임을 만나게 될 것이다.

모든 학습은 관계에서 빚어지는 직접적인 결과이다. 관계의 부재는 집중력 부족, 이탈 및 부정적인 행동, 학습부진 등의 결과로 나타난다. DIR 플로어타임의 렌즈를 통해 아동의 발달 문제를 고려할 때 우리는 아동을 이해하고 그들을 도와줄 수 있으며 결과적으로 그 관계는 성공적인 학습으로 이어질 것이다. 이것이 바로 DIR 플로어타임이다.

— 재키 바텔(Jackie Bartell), DIR 플로어타임 전문가 훈련 지도자

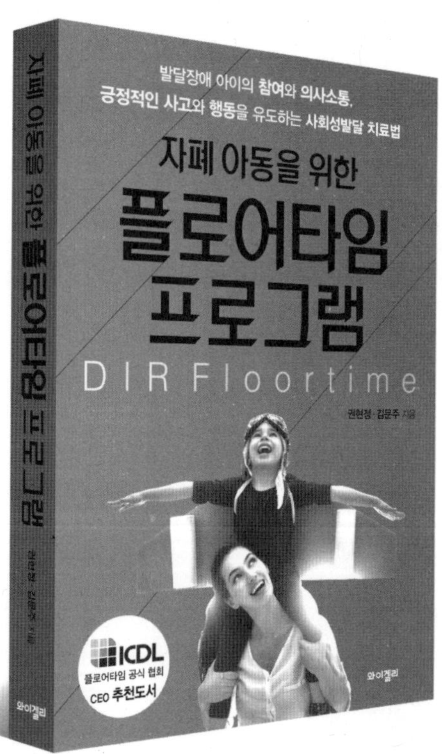

자폐, 이겨낼 수 있어

자폐증·아스퍼거증후군 완전정복을 위한 통합치료 지침서

김문주 지음 | 240쪽 | 15,000원 | 와이겔리

자폐증을 치료하는 사람이라면 약간의 호전이 아니라 완치에 가까운 'Optimal Outcome(최적의 상태 발현)'에 이르는 것을 목표로 해야 한다

한방병원의 대표원장으로서 자폐스펙트럼장애를 치료해 온 저자는 이 책에서 자폐증과 아스퍼거증후군의 치료 가능성을 묻는다. 결론부터 이야기하자면 이 책은 적어도 완치에 가까운 상태로 병증이 호전되는 것은 가능하다고 말한다. 조기 발견과 조기 치료 그리고 올바른 치료법을 꾸준히 시행한다면 자폐스펙트럼장애 아동들도 정상적인 생활을 하는 데 무리가 없다는 것이다. 다양한 사례를 통해 자폐스펙트럼장애의 원인과 제 증상 등을 두루 살피며 완치에 가까운 자폐스펙트럼장애 치료의 지침을 제시한다.

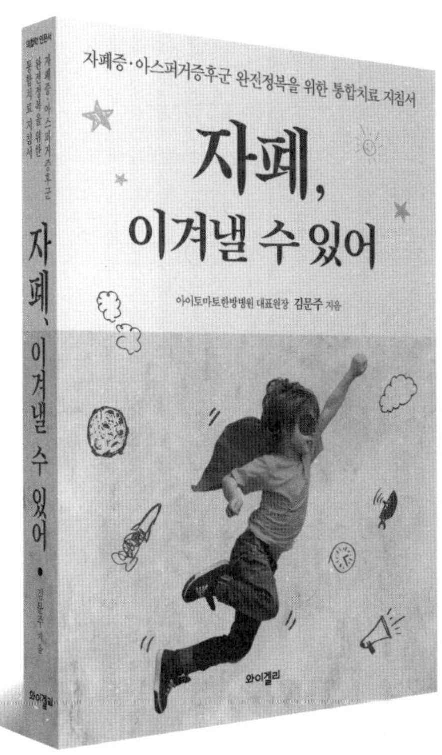

자폐와 아스퍼거 치료를 위한 의학적 접근법

자폐 발생 원인과 악화 요인에 관한 새로운 통찰
기존 자폐 치료법의 한계를 뛰어넘다

김문주 지음 | 342쪽 | 23,000원 | 와이겔리

자폐는 치료할 수 있다
나아가 완치할 수 있다

한의사로서 현장에서 오랫동안 자폐스펙트럼장애(ASD) 치료에 매진해 온 저자는 이 책에서 자폐는 치료할 수 있는 질환임을 천명한다. 자폐를 조기에 발견하여 치료한다면, 전형적인 신경발달을 보이는 일반적인 아동같이 회복되는 완전한 치료, 즉 완치도 가능하다는 것이다. 저자는 현대 주류의학과 환자의 보호자들이 암묵적으로 지지하는 '자폐는 불치병'이라는 주장을 부정하며, 자신의 임상 경험과 풍부한 사례, 다양한 객관적인 자료를 바탕으로 이를 증명한다.

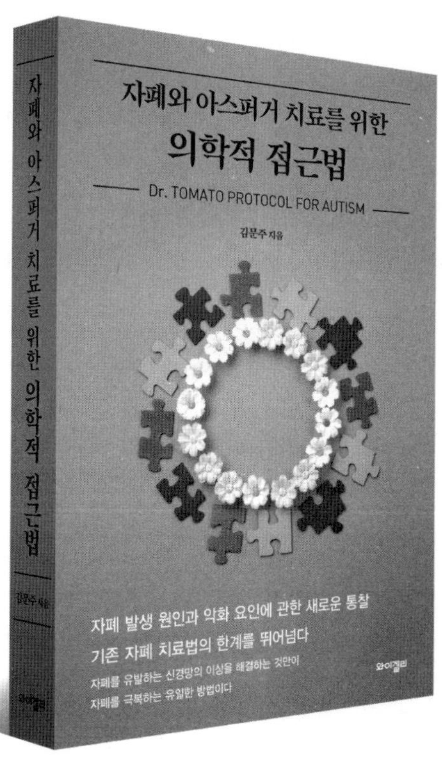

고기능 자폐·ADHD 아이를 위한
플로어타임 가이드
— 사회성과 관계 발달을 돕는 부모 실천 전략

ⓒ 권현정·김문주

초판 1쇄 발행 2026년 3월 27일

지은이 권현정·김문주
편집 이현호

펴낸곳 와이겔리
펴낸이 조동욱
등록 제2003-000094호
주소 03057 서울시 종로구 계동2길 17-13(계동)
전화 (02) 744-8846
팩스 (02) 744-8847
이메일 aurmi@hanmail.net
블로그 http://blog.naver.com/ybooks
인스타그램 @domabaembooks

ISBN 978-89-94140-49-0 03510

＊책값은 뒤표지에 있습니다.

＊잘못 만들어진 책은 바꿔 드립니다.